nunca

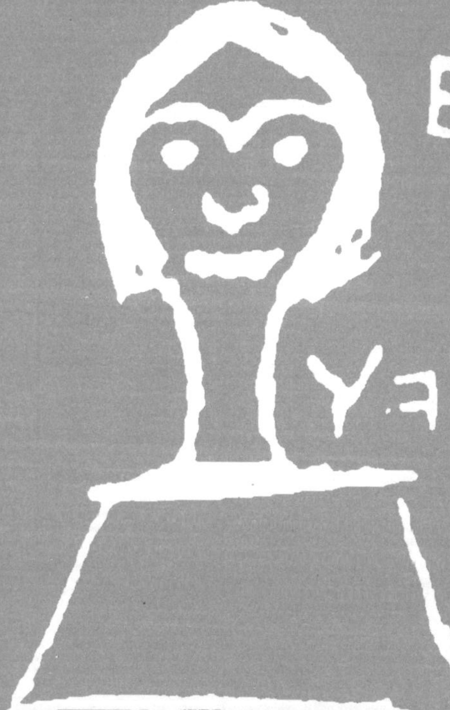

ESTUATUA
A TOCUATE

Y PARA NADITA
Y NAZCO
DEGOLLADA

POR EL OCIRU
tan chiquito.

Frida Kahlo

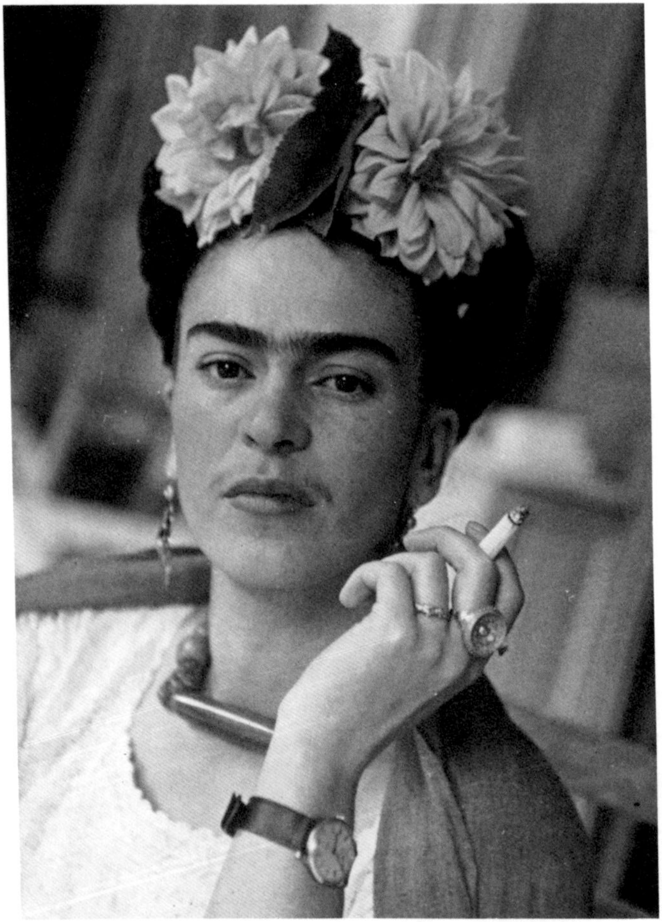

FRIDA KAHLO

Cartas Apasionadas

Briefe der Leidenschaft

Herausgegeben von
Martha Zamora

Aus dem Spanischen und Englischen
von Lisa Grüneisen

arte EDITION

FRETZ & WASMUTH

Die Originalausgabe erschien unter dem Titel
«Cartas Apasionadas – The Letters of Frida Kahlo»
bei Chronicle Books, San Francisco.

Erste Auflage 1999

In Zusammenarbeit mit
ARTE Deutschland TV GmbH
Umschlaggestaltung: Gundula Hißmann, Hamburg
Fotos auf Schutzumschlag und Frontispiz: Frida Kahlo fotografiert von Nickolas Muray,
mit freundlicher Genehmigung George Eastman House, Rochester, New York
Marquand Books dankt Lois Barry für die Durchsicht des Manuskripts.
Der Abdruck von Frida Kahlos Briefen erfolgt mit freundlicher Genehmigung
des Instituto Nacional de Bellas Artes, Mexico City.

Vorwort

In ihren zahlreichen Selbstporträts stellte sich Frida Kahlo als exotisch-schöne, jedoch gemarterte und leidende Frau dar. Ihr rätselhafter Blick wirkt spöttisch auf den flüchtigen Betrachter, verwehrt ihm den Zugang zu den Träumen, Freuden und Enttäuschungen, die ihr Leben prägten. Aber die Kahlo war eine eifrige Briefschreiberin. Als junges Mädchen schrieb sie Liebesbriefe an ihren Freund, als Erwachsene korrespondierte sie mit ihrem Arzt und ihren Freunden in den Vereinigten Staaten, und wenn sie auf Reisen war, hielt sie enge Verbindung mit den Zuhausegebliebenen.

Diese Auswahl von Briefen und anderen schriftlichen Zeugnissen, die nahezu das gesamte Leben der Künstlerin umfassen, enthält Bruchstücke und Facetten, die uns das Geheimnis der Frida Kahlo entschlüsseln lassen. In ihrem Schreiben offenbaren sich ihr klarer Blick, die Intensität ihrer Gefühle und ihr unablässiges körperliches Leiden. Besser als jede Biographie enthüllen sie ihre Persönlichkeit.

Frida Kahlo schrieb aufrichtig und vorbehaltlos. Um ihre Gedanken und Gefühle auszudrücken, bediente sie sich eines üppigen, phantasiereichen Wortschatzes. Ihre Briefe enthalten eine Kombination aus Spanisch, Englisch und *Spanglish* (wobei sie ein englisches Verb mit einer spanischen Endung versieht), Wörter aus verschiedenen anderen Sprachen und selbsterfundene Flüche. Die von ihr besonders hervorgehobenen Passagen haben wir durch Unterstreichungen oder Anführungszeichen wiedergegeben. Im Original fremdsprachliche Wörter sind *kursiv* gesetzt.

Martha Zamora

Zeittafel

1907 Am 6. Juli wird Magdalena Carmen Frieda Kahlo Calderón im mexikanischen Coyoacán als dritte von vier Töchtern des Ehepaares Matilde Calderón und Guillermo Kahlo geboren. (Später ändert sie die Schreibweise ihres Namens in «Frida» um.)

1913 Frida Kahlo erkrankt an Kinderlähmung. Sie trägt eine bleibende Behinderung des rechten Beines davon.

1922 Frida Kahlo besucht die Vorbereitungsschule für die Universität, die *Preparatoria*. Dort lernt sie Diego Rivera kennen, der in der Schule an seinem Wandgemälde *Die Schöpfung* arbeitet.
Am 30. November wird Frida Kahlos Gedicht «Erinnerung» (Recuerdo) in *El Universal Ilustrado* veröffentlicht.

1925 Am 17. September haben Frida Kahlo und ihr Freund Alex (Alejandro Gómez Arias) einen Busunfall, bei dem Frida schwer verletzt wird. Im Krankenbett beginnt sie zu malen.

1926 Zu Kahlos frühen Gemälden gehören Porträts ihrer Schwester Adriana, Alicia Galants und Miguel N. Liras und ein Selbstporträt, das sie Alejandro Gómez Arias widmet.

1929 Am 21. August heiraten Frida Kahlo und Diego Rivera. Sie ist zweiundzwanzig, er dreiundvierzig Jahre alt.

1930 Am 10. November treffen Frida Kahlo und Diego Rivera in San Francisco ein.

1931 In San Francisco macht Frida Kahlo die Bekanntschaft Dr. Leo Eloessers, der für den Rest ihres Lebens ihr medizinischer Berater sein wird.
Nach einem kurzen Besuch in Mexiko reisen Frida Kahlo und Diego Rivera im November nach New York zu dessen Retrospektive im Museum of Modern Art.

1932 Während eines Aufenthalts in Detroit, wo Rivera an Wandgemälden im Detroit Institute of Arts arbeitet, kommt Frida wegen einer Fehlgeburt ins Krankenhaus.

1933 Frida Kahlo und Diego Rivera kehren nach New York zurück. Sie malt das Bild *Mein Kleid hängt dort* oder *New York*. Rivera arbeitet unterdessen an Wandgemälden im Rockefeller Center.
Am 20. Dezember reisen Frida Kahlo und Diego Rivera per Schiff nach Mexiko.

1934 Frida Kahlo und Diego Rivera leben in nebeneinander liegenden Studiohäusern, die Juan O'Gorman in San Angel für sie baute. Rivera beginnt eine Affäre mit Fridas Schwester Cristina.

1935 Frida Kahlo und Diego Rivera trennen sich. Frida nimmt sich vorübergehend eine Wohnung in Mexiko-Stadt. Im Juli reist sie nach New York. Bei ihrer Rückkehr versöhnt sich das Paar.

1937 Am 9. Januar treffen Leon Trotzki und seine Frau Natalia Sedova in Mexiko ein. Sie finden Aufnahme bei Frida Kahlo und Diego Rivera im *Blauen Haus*.

1938 Der französische Surrealist André Breton bereist Mexiko und macht die Bekanntschaft Frida Kahlos. Der amerikanische Kunstsammler und Filmschauspieler Edward G. Robinson erwirbt vier von Frida Kahlos Gemälden. Es ist ihr erster bedeutender Verkauf.
Vom 1. bis zum 15. November findet in der New Yorker Galerie Julien Levy die erste Einzelausstellung Frida Kahlos statt.

1939 Im Januar reist Frida Kahlo nach Paris. Anlaß ist die von André Breton organisierte Ausstellung *Mexique*, in deren Mittelpunkt ihre Gemälde stehen. Der Louvre erwirbt ihr Selbstporträt *Der Rahmen*.
Frida Kahlo bewirbt sich um ein Stipendium der Guggenheim-Stiftung, um eine Ausstellung in den Vereinigten Staaten vorbereiten zu können.
Im März teilt Frida Ella und Bertram Wolfe mit, daß Rivera den endgültigen Bruch mit Trotzki vollzogen habe.
Im April kehrt Frida Kahlo nach Hause zurück. In dieser Zeit leiten sie und Rivera die Scheidung ein, die im November vollzogen wird.

1940 Frida Kahlo beteiligt sich mit *Die zwei Fridas* und *Verwundeter Tisch* an der Internationalen Surrealistenausstellung der Galerie für Mexikanische Kunst, die im Januar stattfindet.
Frida Kahlo reist für weitere Behandlungen zu Dr. Eloesser nach San Francisco. Sie zeigt ihre Arbeiten in der *San Francisco Golden Gate International Exhibition*. *Die zwei Fridas* wird in der Ausstellung *Twenty Centuries of Mexican Art* im Museum of Modern Art in New York gezeigt.
Am 8. Dezember heiraten Frida Kahlo und Diego Rivera erneut.

1941 Tod von Fridas Vater Guillermo Kahlo.
Frida Kahlo zieht wieder in ihr Elternhaus in Coyoacán.

1942 Rivera beginnt mit dem Bau seines anthropologischen Museums Anahuacalli.
Frida Kahlos *Selbstbildnis mit Zopf* wird in die Ausstellung *Twentieth-Century Portraits* des Museum of Modern Art in New York aufgenommen.

1943 Frida Kahlos Werk wird in der Ausstellung *Mexican Art Today* im Philadelphia Museum of Art und in Peggy Guggenheims Galerie *Art of This Century* in New York gezeigt.
Frida Kahlo beginnt an der Maler- und Bildhauerschule *La Esmeralda* zu unterrichten.

1946 Frida Kahlo malt *Ich bin ein armes Wild* oder *Der kleine Hirsch* und *Baum der Hoffnung bleibe stark*. Sie läßt in New York eine Operation an der Wirbelsäule vornehmen.

1947 Ihr Selbstporträt *Diego in meinen Gedanken* wird in der Ausstellung «Fünfundvierzig Selbstbildnisse mexikanischer Künstler vom 18. bis zum 20. Jahrhundert» im Instituto Nacional de Bellas Artes gezeigt.

1948 Frida Kahlo schreibt an den mexikanischen Präsidenten Miguel Alemán, um gegen die Übertäfelung eines Wandgemäldes von Rivera zu protestieren.

1949 Frida Kahlo schreibt den Essay «Porträt Diegos». Sie malt *Diego und ich, Die Liebesumarmung des Universums, Die Erde (Mexiko)* und *Diego, ich und Herr Xólotl,* das in der Eröffnungsausstellung des Salón de la Plástica Mexicana gezeigt wird.

1950 Erneute Probleme mit der Wirbelsäule ziehen einen neunmonatigen Krankenhausaufenthalt nach sich.

1951 Frida Kahlo malt *Selbstbildnis mit Bildnis Dr. Farill*, mehrere Stilleben und *Bildnis meines Vaters.*

1953 Von 13. bis 27. April findet in der Galería de Arte Contemporáneo Frida Kahlos einzige Einzelausstellung in Mexiko statt.
Im Juli wird aufgrund von Wundbrand ihr rechtes Bein unterhalb des Knies amputiert.

1954 Krankenhausaufenthalte im April und Mai. Am 2. Juli nimmt Frida Kahlo, gerade erst von einer schweren Lungenentzündung genesen, an einer Demonstration gegen die Intervention der Amerikaner in Guatemala teil. In der Nacht zum 13. Juli stirbt sie.

1957 Am 24. November stirbt Diego Rivera in seinem Studio in San Angel. Gegen seinen ausdrücklichen Wunsch, er wolle verbrannt und seine Asche solle mit der von Frida Kahlo vermischt werden, wird er in der *Rotonda de los Hombres Ilustres*, der Ruhestätte berühmter Mexikaner, beigesetzt.

1958 Am 30. Juli wird das *Blaue Haus* als Frida-Kahlo-Museum der Öffentlichkeit zugänglich gemacht.

Gedicht

30. November 1922

Erinnerung

Ich hatte gelächelt. Weiter nichts. Doch in mir wurde es hell,
und in der Tiefe meines Schweigens
folgte er mir. Wie mein Schatten, makellos, schwerelos.
Er sang ein klagendes Lied in der Nacht...
Schlangengleich entschwanden die Indios in den Gassen des Dorfes.
Eine Harfe und eine Jarana waren die Musik, und voll Freude
waren die dunklen, lächelnden Mädchen.
Sie tranken Meskal und gingen dann,
in ihre Ponchos gehüllt, zum Tanz.
In der Ferne, hinter dem «Zócalo», glänzte der Fluß und
entschwand wie
die Augenblicke meines Lebens.
Er folgte mir.
Schließlich weinte ich, einsam im Vorhof der Kirche kauernd,
geschützt von meinem Perlenschal, der sich mit Tränen trankte.

Veröffentlicht in *El Universal Ilustrado.*

Brief an Alejandro Gómez Arias

August
Montag, der 18., 1924
8 Uhr abends

Alex,
Heute nachmittag, als Du angerufen hast, konnte ich nicht um Punkt halb drei im Milchladen sein. Sie haben mich zwar rufen lassen, aber als ich hinkam, war der Hörer eingehängt und ich konnte nicht mehr mit Dir sprechen. Bitte verzeih mir, Alex. Du siehst ja, daß es nicht meine Schuld war.

Stell Dir vor, was mir heute nachmittag Furchtbares passiert ist: Als ich vom Zahnarzt kam, ging ich ins «La Camelia» Konfitüre kaufen – Du weißt doch, da, wo wir schon neulich welche gekauft haben. Als ich sie gerade bezahlen wollte, kam Rouaix rein, gab mir einen Schubs, und ich habe eine Glasscheibe in der Ladentheke zerbrochen.

Alejandro Gómez Arias und Frida Kahlo waren Schulkameraden. 1923 verliebten sie sich ineinander. Gómez Arias war dabei, als Frida am 17. September 1925 bei einem Busunfall lebensgefährliche Verletzungen erlitt. Während ihres Krankenhausaufenthaltes und dann wieder, als er in Europa war, hatten sie regen Briefkontakt. Fridas erstes ernstzunehmendes Gemälde (Selbstbildnis mit Samtkleid, 1926) war ein Geschenk für ihn. Sie trennten sich im Juni 1928.

Jetzt sitzen wir beide in der Patsche, weil wir 2,50 $ bezahlen müssen, aber da er am 10. in die USA fährt, sagt er, daß ich dafür geradestehen muß und er mich auf der Rechnung sitzen läßt... Denk Dir nur, wie gut er dabei wegkäme – aber nichts da. Soll er doch eine Ziege versetzen, um die Hälfte zu zahlen – findest Du nicht? Übrigens, in zehn Tagen gibt es bei Deinem Kumpel Chelo einen großen Ball. Es ist ein Kostümfest, also muß ich mir rechtzeitig ein Kostüm besorgen, und das wird mir als Vorwand dienen, mit dem Herrn aus der «Panchito Pimentel»[1] einen kleinen Spaziergang zu machen, nicht wahr? Wenn ich Dich in den nächsten Tagen nicht treffen kann, dann komm am Mittwoch in die Stadt. Ruf mich um halb drei an, ich bin ganz bestimmt da, ja?[2] Aber beantworte zuerst so bald wie möglich diesen kleinen Brief, lieber Bruder, denn Du weißt ja, sonst werde ich denken, daß Du von der jungen Dame bezirzt wirst, die Dich gefragt hat, ob das Mädchen aus dem fraglichen Zug gestorben ist. Und das ist schrecklich! So lange nicht miteinander zu sprechen, und dann auf einmal!

Ich werde jetzt bis halb elf «Salambo» [sic] lesen, dann die dreibändige Bibel, und zum Schluß werde ich eine Weile über einen Haufen wissenschaftliche Probleme nachdenken und mich dann ins Bett legen, um bis halb acht morgens zu schlafen. Na?

Bis morgen, ich wünsche uns eine gute Nacht und daß wir beide daran denken, daß gute Freunde sich sehr sehr sehr sehr sehr sehr sehr sehr lieben sollten – *mucho*, mit M wie in *música* oder *mundo*.

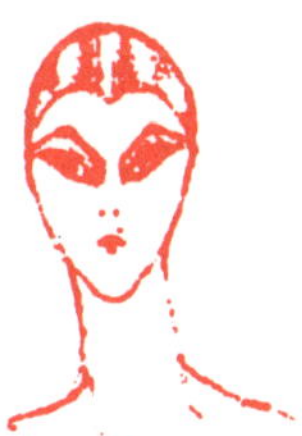

Mi Alex: Como te voy a

Erste Annahme: Gute Freunde sollten sich sehr lieben.
Zweite Annahme: Alex und Friducha sind gute Freunde.
Schlußfolgerung: Alex und Friducha sollten sich sehr lieben.

Note: 4. M. Cevallos.

Ein Küßchen, ohne daß sich die aus der Pancho Pimentel aufregen, ja?
Ein Mädchen, das Dich mehr liebt als je zuvor
Frieda

Statue
für Deine Freundin
Einfach nur so
Und kopflos komme ich zur Welt
durch das Löchlein
so winzigklein.
I love you very much

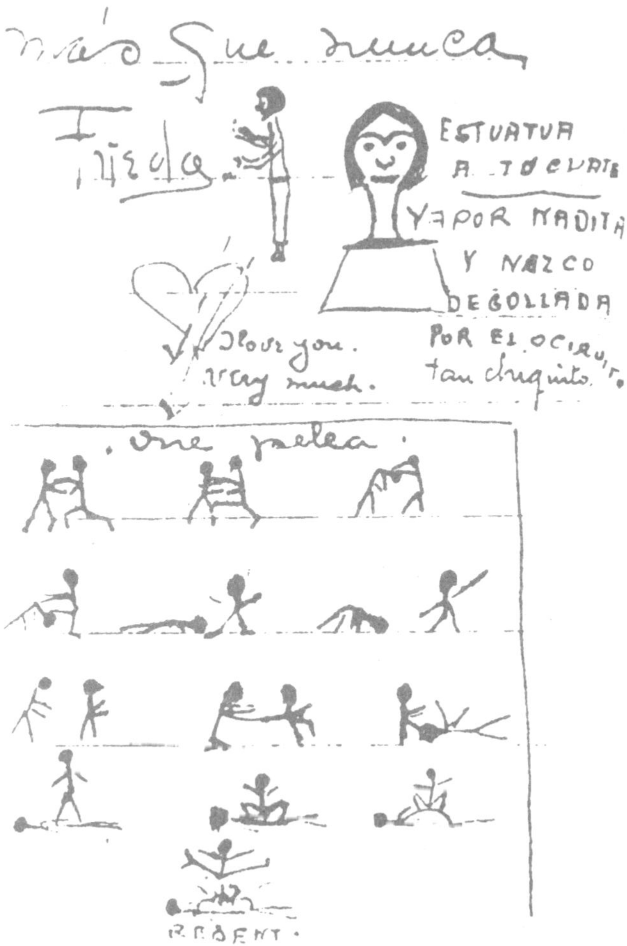
más que nunca
Frida
I love you.
very much.
tan chiquito
una pelea

1 Bezieht sich auf die Straße Francisco Pimentel, in der Gómez Arias lebte.

2 Da Gómez Arias' Mutter und seine Tante die Beziehung zu Frida nicht guthießen, konnte sie ihn nicht zu Hause anrufen oder besuchen. Und weil es bei ihr zu Hause kein Telefon gab, mußte sie sich zu einer vereinbarten Zeit in einem nahe gelegenen Geschäft einfinden, wenn er anrief.

Brief an Alejandro Gómez Arias

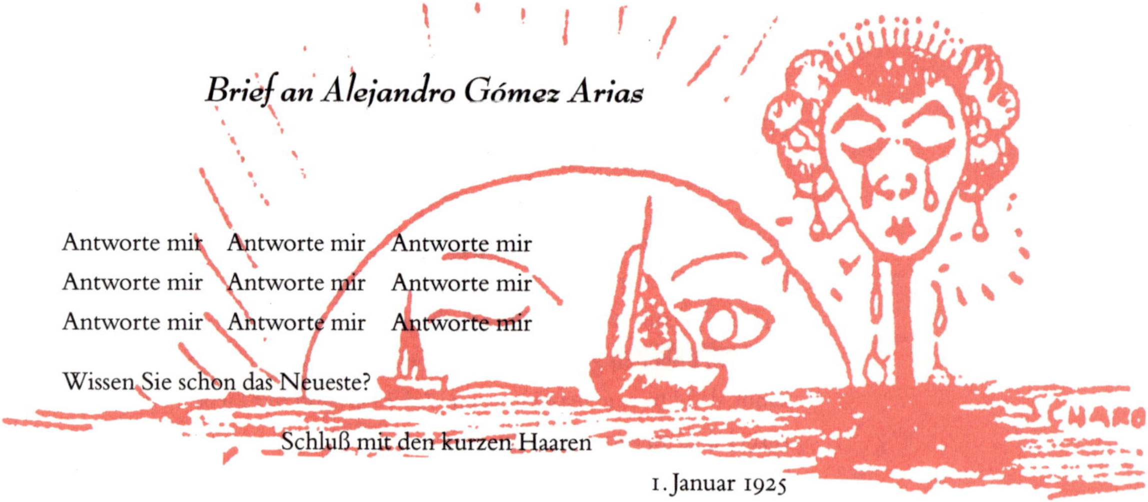

Antworte mir Antworte mir Antworte mir
Antworte mir Antworte mir Antworte mir
Antworte mir Antworte mir Antworte mir

Wissen Sie schon das Neueste?

Schluß mit den kurzen Haaren

1. Januar 1925

Mein Alex,
Heute um elf bekam ich Deinen Brief, aber ich habe nicht sofort geantwortet, denn wie Du bestimmt verstehen wirst, kann man weder schreiben noch sonst etwas, wenn man von einer ganzen Horde umgeben ist. Aber jetzt, um zehn Uhr abends, wo ich ganz alleine bin, ist der beste Moment, um Dir zu erzählen, was ich über Mallén denke (auch wenn ich keine Kopflinie in der linken Hand habe). Erstens würde ich mich natürlich nie über das aufregen, was Du über Anita Reyna sagst, denn Du sagst nur die Wahrheit: Sie ist und bleibt sehr hübsch und sehr reizend. Und zweitens liebe ich jeden, den Du liebst oder geliebt hast, aus dem einfachen Grund, weil Du ihn liebst. Aber das mit den Zärtlichkeiten hat mir nicht besonders gefallen, denn auch wenn ich verstehe, daß sie wirklich sehr reizend ist, empfinde ich so etwas wie… nun, wie soll ich sagen… wie Eifersucht, verstehst Du? Wenn Du sie streicheln willst, und sei es nur

in der Erinnerung, dann streichle mich und stelle Dir vor, es sei sie – einverstanden, mein Alex?

Du wirst mich für anmaßend halten, aber auch wenn da eine sehr reizende Anita Reyna sein sollte, gibt es noch eine ebenso reizende Frieda Kahlo, vorausgesetzt, daß sie Alejandro Gómez Arias ebenfalls gefällt. Davon abgesehen hat es mich gefreut, daß Du so ehrlich zu mir warst und mir erzählt hast, daß Du sie sehr schön fandest und daß sie Dich mit dem üblichen gehässigen Blick bedacht hat. Es ist allgemein bekannt, daß Du eine masochistische Ader hast und mit Liebe an die zurückdenkst, von denen Du glaubst, daß sie Dich nicht geliebt haben. Das wird bei mir, die Dich liebt wie niemand sonst, sicherlich nicht der Fall sein, aber weil Du doch mein allerbester Freund bist, wirst Du mich auch lieben, obwohl Du weißt, daß ich Dich sehr liebe, nicht wahr, Alex? Hör mal, kleiner Bruder, in diesem Jahr 1925 wollen wir uns sehr lieben, ja?*

Findest Du nicht, daß wir unsere Reise in die *United States* vorbereiten sollten? Sag mir bitte Bescheid, was Du davon hältst, wenn wir dieses Jahr im Dezember fahren – das ist Zeit genug, um alles zu regeln, meinst Du nicht? Sag mir, was Du davon hältst, ob gut oder schlecht und ob Du wirklich fahren kannst, denn sieh mal, Alex, es wäre gut, wenn wir etwas aus unserem Leben machen, findest Du nicht auch? Wir werden doch nicht so blöd sein, unser ganzes Leben in Mexiko zu verbringen! Für mich gibt es nämlich nichts Schöneres, als zu reisen, und darum ist der Gedanke, ich könnte nicht genug Willenskraft haben, das zu machen, wovon ich hier rede, eine regelrechte Qual für mich. Du wirst sagen, daß man nicht nur Willenskraft braucht, sondern vor allem

Kaufkraft, also Moneten. Aber mit einem Jahr Arbeit hat man das zusammen, und der Rest ist ganz einfach, oder? Aber, um die Wahrheit zu sagen, habe ich nicht viel Ahnung von diesen Dingen. Es wäre gut, wenn Du mir sagst, wo die Vorteile und Nachteile liegen und ob die Gringos wirklich solche Blödhammel sind. Du mußt nämlich wissen, daß all das, was ich von dem kleinen Sternchen* bis zu *this* Zeile geschrieben habe, Luftschlösser sind, und es ist in Ordnung, wenn ich auf einen Schlag enttäuscht werde, damit ich mich nicht in der Idee verrenne (denn ich bin immer noch ein ziemlicher Dickschädel, findest Du nicht?).

Um Mitternacht habe ich an Dich gedacht, mein Alex. Du auch an mich? Ich glaube schon, denn in meinem linken Ohr war so ein Geräusch. Also, Du weißt ja: Neues Jahr, neues Glück.

Dieses Jahr wird Deine kleine Frau keine Zuckermandel[1] zu sieben Pesos das Kilo sein, sondern die süßeste und leckerste, die es je gegeben hat, damit Du sie ratzeputz vernaschst...

Es verehrt Dich Dein Mädchen, Friduchita

1 Wortspiel mit *peladilla,* was sowohl «Zuckermandel» als auch «vulgäre, schamlose Frau» bedeutet.

Brief an Alejandro Gómez Arias

Donnerstag, 8. Januar 1925

Alex (mein sicheres Eigentum),
Ich war *buten*[1] traurig, weil Du krank bist, und ich wäre gerne die ganze Zeit bei Dir gewesen. Aber das geht nicht, und so muß ich mich gedulden, bis Du wieder gesund bist, was, so denke ich, sehr bald sein wird.

In den letzten Tagen bin ich morgens ins Büro des Chefs[2] gegangen, und an den Nachmittagen war ich bei Deiner guten Freundin La Reynilla, wie Du Dir wohl gedacht haben wirst, als Du das kleine Päckchen bekommen hast, das ich Dir durch Reynis Dienstmädchen oder Magd schicken ließ. Stimmt's?

Gestern abend habe ich nur Salas gesehen, der mir erzählte, daß Du ihm eine *buten* witzige und ausgetüftelte Neujahrskarte geschickt hättest. Er dachte sogar, sie wäre von Dir und von mir, aber da ich von nichts wußte, sagte ich ihm, daß sie ganz bestimmt von Dir sei, denn niemand sonst käme auf die Idee, etwas so Originelles und Witziges zu machen. (Du wirst ja wissen, was für Glückwünsche das waren, deshalb beschreibe ich sie Dir nicht.) Vorgestern habe ich außer der Reyna niemanden gesehen. Wir haben uns nach Dekorationen für das kleine Theater umgesehen, das TEATROPELLO heißen soll, und bei unserer Suche nach der erfolgversprechendsten Methode, eine Arbeit zu finden, haben wir folgendes knappes Telegramm an Chole geschickt:

Sehr geehrtes Fräulein,
Studentinnen ersuchen Sie höflichst um ein Gespräch.
Antwort an Pimentel 31. Frl. A. Reyna und F. K.

Ich glaube, daß wir unseren halben Peso an das Telegrafenamt verschenkt haben, aber Kämpfen ist alles. Am Montag um halb neun beginnen wir in der Oliver-Schule mit dem Stenographie- und Schreibmaschinen-Kurs, damit wir in dieser Hinsicht nicht so unbeleckt sind, aber ich bin trotzdem trauriger als je zuvor, denn ich werde auf gar keinen Fall bald eine Arbeit finden, und die Zeit läuft davon. Die blonde Olaguíbel wird vielleicht im El Globo anfangen, dem Geschäft von Palavicini. Ich habe sie gestern im Bus getroffen. Sie erzählte mir, daß ihr eine Arbeit in der Bibliothek angeboten wurde, aber sie braucht ein Empfehlungsschreiben von einem dieser einflußreichen Leute. Wenn ich ein Empfehlungsschreiben bekommen könnte, würde sie mir den Job überlassen, da ihr die Stelle im El Globo so gut wie sicher ist. Deshalb will ich Chole treffen oder wen auch immer, der mir die Empfehlung schreiben kann. Sie zahlen 4 Pesos oder 4,50, und ich finde, das ist gar nicht so übel. Aber zunächst einmal muß ich Maschinenschreiben und Schnellschrift lernen. Stell Dir nur vor, wie zurückgeblieben Dein Kumpel ist! Aber im Augenblick will ich nur, daß Du wieder gesund wirst, alles andere kommt erst an fünfter oder sechster Stelle, denn an erster bis vierter Stelle steht, daß Du gesund wirst und daß Du mich liebst usw. usw. Wahrscheinlich habe ich Dich mittlerweile mit diesem ganzen Zeug ermüdet, deshalb verabschiede ich mich jetzt, aber ich melde mich bald wieder (Specht-Musik). Schreib Chong Lee[3], er soll in den Briefen an Dich Grüße für mich mitschicken. Und Du schreib mir, oder falls es Dir schon ein bißchen besser geht, dann sage mir Bescheid, wann Du ausgehst, damit ich Dich treffen kann, denn Du weißt ja, daß ich eine Heulsuse bin, und wenn ich Dich nicht sehe, weine ich so bitterlich wie der Heilige Petrus. Werde recht bald wieder gesund, und denke ein bißchen an mich – das wünscht sich Deine Schwester (Freundin, Geliebte, Frau) Frieda.

1 Von Frida Kahlo erfundenes Wort im Sinne von «sehr» oder «viel». Sie benutzte es häufig, und ihre noch lebenden Freunde verwenden es heute noch.

2 Das Fotoatelier ihres Vaters.

3 Frida Kahlos Spitzname für ihren gemeinsamen Freund Miguel N. Lira, der für chinesische Dichter schwärmte.

Brief an Alejandro Gómez Arias

Dienstag, 13. Oktober 1925

Alex *de mi vida,* Du weißt besser als jeder andere, wie unendlich traurig ich in diesem verdammten Krankenhaus gewesen bin. Du wirst es Dir denken können, und außerdem werden es Dir die Jungs schon erzählt haben. Alle sagen, ich soll nicht so verzweifelt sein, aber sie wissen nicht, was es für mich bedeutet, drei Monate im Bett liegen zu müssen, wo ich doch mein Leben lang in den Straßen herumgestreunt bin. Und wie! Aber was soll man machen – wenigstens hat *la pelona*[1] mich nicht geholt [ein gezeichneter Totenkopf mit zwei gekreuzten Knochen]. Nicht wahr? [...]

1 Wörtlich: «die Kahle», Personifizierung des Todes.

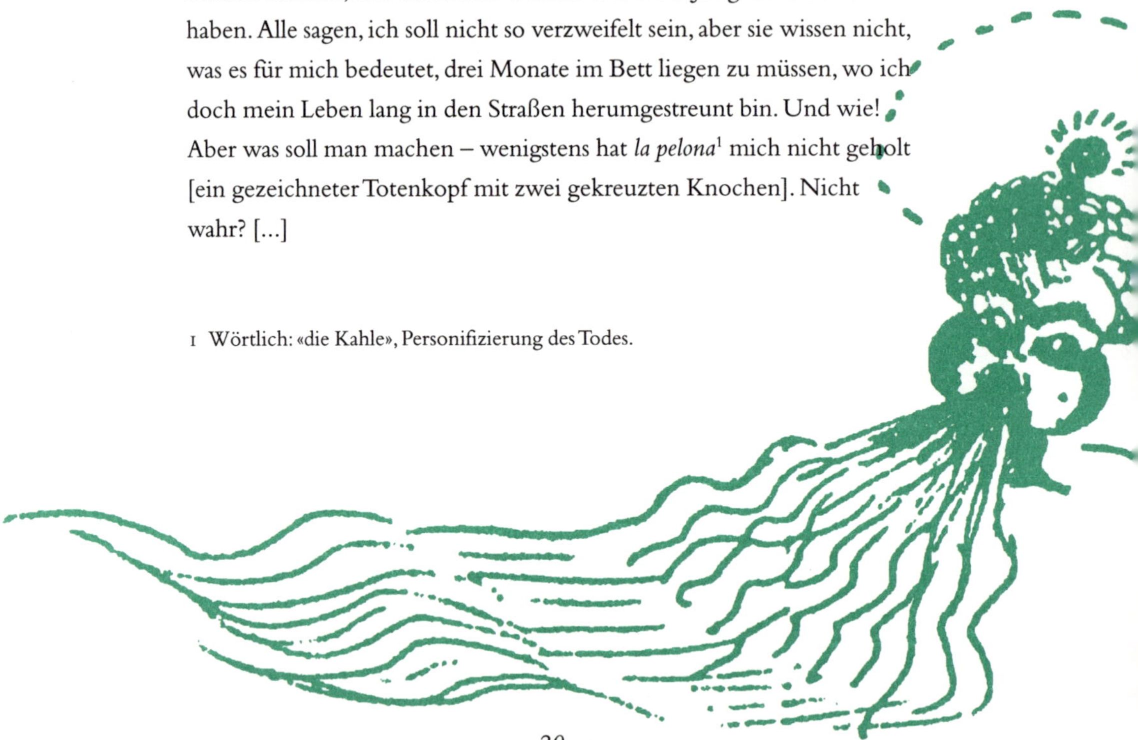

Brief an Alejandro Gómez Arias

20. Oktober 1925

[...] Dr. Díaz Infante zufolge, der mich im Rot-Kreuz-Hospital behandelte, bin ich soweit außer Gefahr und werde wieder einigermaßen gesund werden. [...] Die rechte Seite des Beckens ist gebrochen und verschoben, ein Fuß war ausgerenkt, der linke Ellbogen verrenkt und angebrochen, und dann die übrigen Wunden, die ich Dir im letzten Brief schilderte. Die größte zieht sich von der Hüfte bis zum Unterleib. Ursprünglich waren es zwei, aber die eine ist schon verheilt. Die andere ist ungefähr zwei Zentimeter lang und anderthalb Zentimeter tief, aber ich denke, daß sie bald verheilen wird. Das rechte Bein ist voll tiefer Kratzer, und dann ist es auch so, daß [...] Dr. Díaz Infante (der sehr nett ist) mich nicht länger behandeln wollte. Er sagt, daß Coyoacán sehr weit weg sei und er keinen Verletzten liegenlassen und herkommen könne, wenn er gerufen wird. Deshalb ist er durch Pedro Calderón aus Coyoacán ersetzt worden. Erinnerst Du Dich an ihn? Nun, weil ja jeder Arzt eine andere Meinung zur gleichen Krankheit hat, sagte Pedro natürlich, daß alles ganz gut aussieht, abgesehen von dem Arm. Er bezweifelt sehr, daß ich ihn wieder strecken kann, denn das Gelenk ist zwar in Ordnung, aber die Sehne ist verkürzt, so daß ich den Arm nicht nach vorne beugen kann – allenfalls mit der Zeit und nach vielen Massagen und heißen Bädern. Es tut so unvorstellbar weh. Bei jedem Ruck kommen mir die Tränen literweise, auch wenn es heißt, daß man dem Hinken eines Hundes und den Tränen einer Frau keinen Glauben schenken soll. Mein Fuß tut so weh – wie Du weißt, ist er zerquetscht worden. Außerdem habe ich furchtbar stechende Schmerzen im ganzen Bein, und wie Du Dir wohl denken kannst, bin ich sehr besorgt, aber sie sagen, daß der Knochen bald verheilt, wenn ich mich ruhig verhalte, und daß ich mit der Zeit wieder werde gehen können. […]

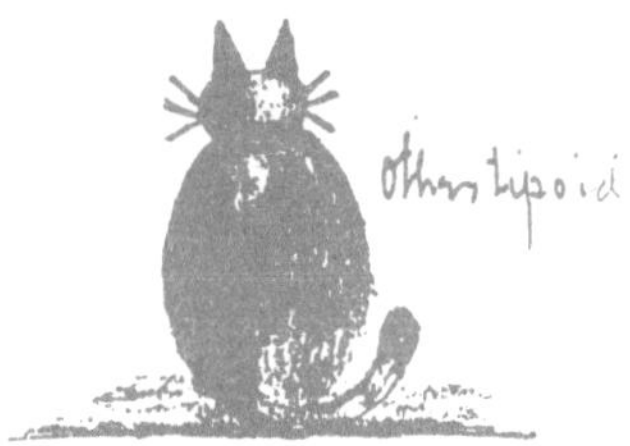

Brief an Alejandro Gómez Arias

5. Dezember 1925

Das einzig Gute ist, daß ich mich langsam an das Leiden gewöhne …

1926, als Frida glaubte, niemals Kinder bekommen zu können, schrieb sie folgende Karte in Kalligraphie:

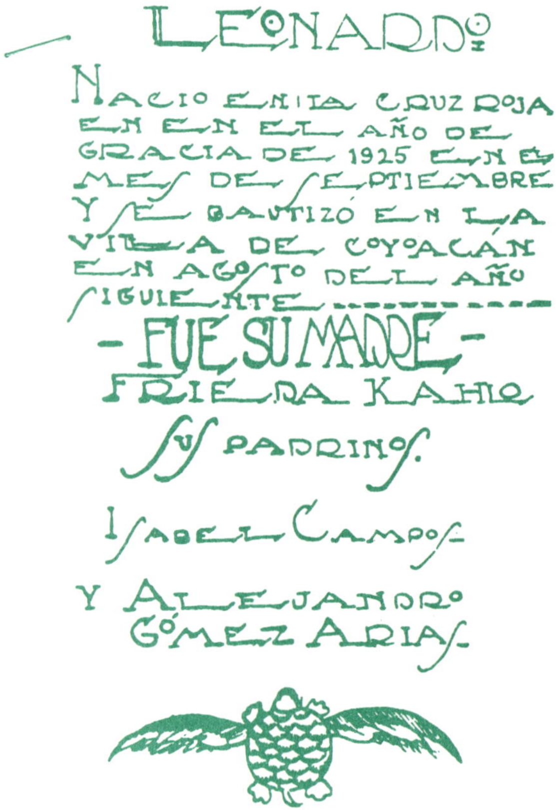

Leonardo
Er kam im Rot-Kreuz-Hospital
zur Welt
Im Jahr der Gnade 1925, im
Monat September
Er wurde getauft in der
Stadt Coyoacán
Im August des folgenden Jahres
Seine Mutter war
Frieda Kahlo
Seine Paten
Isabel Campos
Und Alejandro Gómez Arias

Brief an Alejandro Gómez Arias

ca. September 1926

[...] Warum lernst Du so viel? Nach welchem Geheimnis suchst Du? Das Leben wird es Dir bald enthüllen. Ich weiß schon alles, ohne zu lesen oder zu schreiben. Vor kurzem noch, es ist vielleicht ein paar Tage her, war ich ein Kind, das durch eine Welt voller Farben, voller klarer, greifbarer Formen streifte. Alles war geheimnisvoll, etwas hielt sich verborgen; es zu erforschen war ein Spiel für mich. Wenn Du wüßtest, wie schrecklich es ist, plötzlich wissend zu sein – als ob ein Blitz die Erde erhellte! Jetzt bewohne ich einen schmerzensreichen Planeten, durchsichtig wie Eis. Es ist, als hätte ich alles auf einmal gelernt, binnen Sekunden. Meine Freundinnen und Schulkameradinnen wurden langsam zu Frauen. Ich alterte in wenigen Augenblicken, und jetzt ist alles schal und seicht. Ich weiß, daß dahinter nichts ist; wäre dort etwas, würde ich es sehen. [...]

Brief an Alejandro Gómez Arias

10. Januar 1927

[...] Ich bin, wie immer, krank – Du siehst, wie langweilig das ist. Ich weiß nicht, was ich noch machen soll, denn jetzt bin ich schon über ein Jahr in diesem Zustand. Es hängt mir zum Hals heraus, so kränklich zu sein wie eine alte Frau! Ich weiß nicht, wie das mit mir werden soll, wenn ich dreißig bin. Du wirst mich in eine Decke wickeln und den ganzen Tag herumtragen müssen, denn in einer Tasche, wie ich einmal zu Dir gesagt habe, wirst Du mich wohl nicht tragen können, weil ich da beim besten Willen nicht hineinpasse. [...] Du mußt mir etwas Neues erzählen, denn ich bin wirklich als Blumentopf geboren und komme nicht über den Korridor hinaus. Mir ist *buten buten* langweilig!!!!!! Du wirst sagen, daß ich mich mit etwas Sinnvollem beschäftigen soll usw., aber noch nicht einmal dazu habe ich Lust. Es ist zum Heulen mit mir, der reinste Blues, Du weißt ja, und darum erkläre ich es Dir nicht weiter. Ich träume schon jede Nacht von diesem Zimmer (im übrigen ähnelt es jeden Tag mehr einem Bazar), und so sehr ich mich auch bemühe, ich schaffe es nicht, dieses Bild aus meinem Kopf zu tilgen. Nun, was will man machen! Abwarten, abwarten... [...] Wo ich doch so oft davon träumte, zur See zu fahren und zu reisen! Patiño würde erwidern, das sei *one* Ironie des Lebens. Hahahaha! (Lach nicht.) Aber es sind ja erst siebzehn Jahre[1], die ich in meinem Dorf festsitze. Später werde ich sicher einmal sagen können: «Ich bin nur auf der Durchreise, ich habe keine Zeit, mit Dir zu reden.» [An dieser Stelle zeichnet sie

Musiknoten.] Na ja, letzten Endes ist es zweitrangig, China, Indien und andere Länder zu sehen... zuerst einmal: Wann kommst Du? Ich denke doch nicht, daß ich Dir ein Telegramm schicken muß, um Dir mitzuteilen, daß ich im Sterben liege, oder? [...] Hör mal, erkundige Dich bitte, ob eine Deiner Bekannten ein gutes Rezept zum Blondieren der Haare kennt – vergiß es nicht.[2] [...]

1 Frida Kahlo gab ständig ein anderes Alter an; in Wirklichkeit war sie damals zwanzig.

2 Frida Kahlo wollte blondes Haar haben, weil Gómez Arias in Deutschland war.

Brief an Alejandro Gómez Arias

25. April 1927

[...] Gestern ging es mir sehr schlecht, und ich war sehr traurig; Du machst Dir keine Vorstellung von der Hoffnungslosigkeit, die einen in einem solch schlimmen Zustand überfällt. Ich empfinde einen ungeheuren Überdruß, den ich nicht beschreiben kann, und zudem habe ich manchmal Schmerzen, gegen die man nichts unternehmen kann. Heute sollte ich das Gipskorsett angepaßt bekommen, aber vielleicht wird es auch Dienstag oder Mittwoch, weil Papa kein Geld hat – und es kostet sechzig Pesos. Aber es ist nicht so sehr das Geld, denn das wäre leicht zu beschaffen; vielmehr glaubt bei mir zu Hause niemand, daß ich wirklich krank bin. Ich darf das nicht einmal erwähnen, denn meine Mama, die einzige, die sich ein bißchen um mich sorgt, ist krank geworden. Sie sagen, daß es meine Schuld ist und daß ich unvernünftig bin. So bin nur ich es, die leidet, die verzweifelt ist und all das, niemand sonst. Ich kann nicht viel schreiben, weil ich mich kaum vorbeugen kann, ich kann nicht gehen, weil mein Bein so furchtbar weh tut. Schon Lesen ermüdet mich – ich habe nichts Nettes zu lesen –, ich kann nur weinen, und manchmal nicht einmal das. Nichts macht mir Freude, ich habe keine einzige Ablenkung – nur Kummer, und die ganzen Leute, die mich gelegentlich besuchen, gehen mir auf die Nerven. [...] Du kannst Dir nicht vorstellen, wie mich diese vier Wände zur Verzweiflung bringen. Alles! Ich kann Dir meine Verzweiflung überhaupt nicht beschreiben. [...]

Brief an Alejandro Gómez Arias

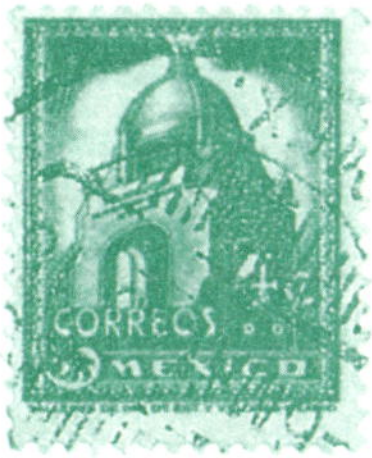

Sonntag, 31. April [1927]
Tag der Arbeit

Mein Alex,
Gerade eben habe ich Deinen Brief vom 13. erhalten, und das war der einzig glückliche Moment in dieser ganzen Zeit. Selbst wenn die Erinnerung an Dich mir immer hilft, nicht so traurig zu sein – Deine Briefe sind besser.

Ich wünschte so sehr, ich könnte Dir mein Leiden Minute für Minute schildern. Seit Du weg bist, hat sich mein Zustand verschlechtert, ich finde keinen Augenblick lang Trost und kann Dich nicht vergessen. Am Freitag wurde mir die Gipsapparatur angepaßt, und seither ist es wirklich ein Martyrium ohnegleichen. Es ist ein Gefühl, als würde ich ersticken, die Lunge und der ganze Rücken schmerzen entsetzlich, mein Bein kann ich gar nicht anfassen, ich kann kaum gehen und erst recht nicht schlafen. Stell Dir vor, sie haben mich aufgehängt – zweieinhalb Stunden habe ich nur an meinem Kopf hängend verbracht und danach noch mehr als eine Stunde auf Zehenspitzen, während [das Korsett] mit heißer Luft getrocknet wurde. Aber als ich nach Hause kam, war es immer noch ganz feucht.

Es wurde im «Hospital de las Damas Francesas» angepaßt, denn im Hospital Francés hätte ich mindestens eine Woche bleiben müssen, anders machen sie es nicht. In dem anderen Krankenhaus haben sie um Viertel nach neun mit dem Anpassen begonnen, und gegen ein Uhr konnte ich wieder gehen. Sie haben weder Adriana [ihre Schwester] noch sonst jemanden hineingelassen, und ich war ganz alleine, während ich so furchtbar gelitten habe.

Drei oder vier Monate lang werde ich dieses Folterinstrument tragen, und wenn sich mein Zustand dann nicht gebessert hat, will ich sterben, denn ich kann nicht mehr. Es ist nicht nur das körperliche Leiden, sondern auch, daß ich nicht die geringste Ablenkung habe, ich komme nicht aus diesem Zimmer, ich kann nichts machen, ich kann nicht laufen. Ich bin völlig verzweifelt, und vor allem bist Du nicht da. Und zu alledem kommt noch, daß ich nur traurige Dinge höre – meine Mama ist immer noch sehr krank, sie hatte in diesem Monat sieben Anfälle, mein Vater ist ebenfalls krank, und dann kein Geld. Es ist wirklich zum Verzweifeln, findest Du nicht? Ich werde jeden Tag dünner und habe an nichts mehr Freude. Das einzig Erfreuliche ist, daß die Jungs mich besuchen kommen; am Donnerstag waren Chong, der blonde Garay, Salas und Goch hier, und Mittwoch kommen sie wieder vorbei. Aber auch das läßt mich leiden, denn Du bist nicht bei uns.

Deiner kleinen Schwester und Deiner Mama geht es gut, aber sicherlich würden sie alles darum geben, Dich hier zu haben; setze alles daran, bald zurückzukommen.

Zweifle keinen Moment daran, daß ich ganz die alte bin, wenn Du wiederkommst.

Vergiß mich nicht und schreib mir oft. Ich warte fast ängstlich auf Deine Briefe. Sie tun mir so unendlich gut.

Hör nie auf, mir zu schreiben – mindestens einmal pro Woche, hast Du mir versprochen.

Sag mir, ob ich Dir an die Mexikanische Botschaft in Berlin schreiben soll oder an die übliche Adresse.

Alex, ich brauche Dich so sehr!

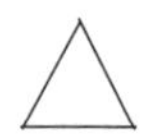

[Wasserzeichen als Unterschrift]

Brief an Alejandro Gómez Arias

31. Mai 1927

[...] Das Porträt von Chong Lee [Miguel Lira] ist fast fertig; ich werde Dir ein Foto davon schicken. [...] Es wird jeden Tag schlimmer. Ich werde mich damit abfinden müssen, daß eine Operation so gut wie unumgänglich ist. Andernfalls vergeht die Zeit, und irgendwann hat man schon fast hundert Pesos aus dem Fenster geworfen, verschenkt an ein paar Diebe – das sind nämlich die meisten Ärzte –, und an den Schmerzen in meinem schlimmen Bein hat sich nicht das geringste geändert. Manchmal tut auch das gesunde weh. Es geht mir also ständig schlechter, und es besteht keine Aussicht auf Besserung, denn dafür fehlt es am Nötigsten: Geld. Der Ischiasnerv ist verletzt, dann noch ein weiterer Nerv in den Genitalien, dessen Namen ich nicht kenne, zwei Wirbel – was genau mit ihnen ist, weiß ich nicht – und *buten* von Dingen, die ich Dir nicht erklären kann, weil ich sie nicht verstehe. Ich weiß also nicht, was es für eine Operation sein wird, denn niemand kann es mir erklären. Nach allem, was ich Dir erzähle, kannst Du Dir wohl denken, wie groß meine Hoffnungen sind, daß es mir zwar nicht gut, aber wenigstens besser geht, wenn Du kommst. Ich sehe ein, daß man in diesem Fall zuversichtlich sein muß, aber Du kannst Dir gar nicht vorstellen, wie ich darunter leide, denn eigentlich glaube ich nicht, daß ich gesund werde. Ein Arzt mit ein bißchen Interesse an mir könnte meinen Zustand vielleicht wenigstens verbessern, aber alle, die mich bisher untersucht haben, sind aufgeblasene Gockel, die sich überhaupt keine

Mühe geben und nur ans Ausnehmen denken. Deshalb weiß ich nicht, was ich machen soll, und verzweifeln ist sinnlos. […] Lupe Vélez dreht gerade ihren ersten Film mit Douglas Fairbanks, wußtest Du schon? Wie sind die Kinos in Deutschland? Was hast Du noch über Malerei gelernt und gesehen? Wirst Du nach Paris fahren? Wie ist der Rhein? Die deutsche Architektur? Alles. […]

Brief an Alejandro Gómez Arias

23. Juli 1927

Mein Alex,
Gerade habe ich Deinen Brief bekommen... Du sagst, daß Du per Schiff nach Neapel reisen willst und daß es so gut wie feststeht, daß Du auch in die Schweiz fährst. Ich möchte Dich um etwas bitten: Sage Deiner Tante [Alejandro reiste streckenweise in Begleitung einer Tante], daß Du schon jetzt nach Hause fahren willst, daß Du unter keinen Umständen länger als bis August bleiben möchtest... Du kannst Dir nicht vorstellen, was jeder Tag, jede Minute ohne Dich für mich bedeuten...

Cristina [Fridas jüngere Schwester] ist immer noch genauso schön, aber sie ist *buten* gemein zu mir und meiner Mama.

Ich habe ein Bild von Lira gemalt, weil er mich darum gebeten hat, aber es ist so schlecht, daß ich nicht verstehe, wie er mir sagen kann, daß es ihm gefällt. *Buten* furchtbar. Ich schicke Dir kein Foto davon, weil mein Vater wegen des Umzugs noch nicht alle Fotoplatten geordnet hat. Aber es ist die Sache nicht wert: Der Hintergrund ist sehr überladen, und er selbst sieht aus wie aus Karton ausgeschnitten. Nur ein Detail finde ich gut (*one* Engel im Hintergrund), Du wirst schon sehen. Mein Vater hat auch die anderen Bilder fotografiert, das von Adriana, das von Alicia [Galant] mit dem Schleier (sehr schlecht) und das andere, das Ruth Quintanilla darstellen soll und das Salas gefällt. Sobald mir mein Vater *more* Abzüge macht, schicke ich sie Dir. Er hat nur jeweils einen Abzug gemacht, aber die hat Lira mitgenommen. Er sagt, daß er sie in einer Zeitschrift veröffentlichen will, die im August erscheinen soll (er hat Dir bestimmt schon davon erzählt, oder?). Sie soll *Panorama* heißen, und unter den Mitarbeitern der ersten Ausgabe sind unter anderem Diego, Montenegro (als Dichter) und was weiß ich wer noch alles. Ich glaube nicht, daß es gut wird.

Das Porträt von Ríos habe ich bereits vernichtet, denn Du machst Dir keine Vorstellung, wie sehr ich mich schon darüber aufgeregt habe. *Flaquer* [diesen Spitznamen gab Frida einem Freund aus Coyoacán, Octavio Bustamante] wollte den Hintergrund behalten (die Frau und die Bäume), und das Porträt endete wie Jeanne d'Arc.

Morgen ist Cristinas Namenstag. Die Jungs werden kommen und die beiden Söhne von Rechtsanwalt Cabrera. Sie gleichen ihm nicht (sie sind wirklich beschränkt), und sie können kaum Spanisch, weil sie schon seit zwölf Jahren in den Vereinigten Staaten leben und nur über die Ferien nach Mexiko kommen. Die Galants kommen ebenfalls, la Pinocha [ihre Freundin Esperanza Ordóñez] und so weiter. Nur Chelo Navarro kommt nicht, weil sie nach der Geburt ihrer kleinen Tochter noch im Kindbett liegt; es heißt, die Kleine sei sehr niedlich.

Das ist alles, was hier im Haus passiert, aber nichts davon interessiert mich.

Morgen sind es anderthalb Monate, die ich eingegipst bin, und *vier* Monate, die ich Dich nicht gesehen habe. Ich wünschte, daß im nächsten Monat das Leben beginnt und ich Dich küssen kann. Ob es wahr wird?

Deine Schwester, Frieda

Brief an Alejandro Gómez Arias

Coyoacán, 2. August 1927

Alex:

Der August hat begonnen... und auch vom Leben könnte ich das sagen, wenn ich mir sicher wäre, daß Du Ende des Monats zurückkommst. Aber gestern erzählte mir Bustamante, daß Du vielleicht nach Rußland fahren wirst und deswegen länger bleibst... Gestern hatte Esperanza Ordóñez (Pinocha) Namenstag, und weil sie kein Klavier haben, wurde bei mir zu Hause eine Party veranstaltet. Die Jungs (Salas, Mike [Lira], Flaquer), meine Schwester Matilde und noch andere Jungen und Mädchen waren da. Ich wurde in meinem kleinen Wägelchen ins Eßzimmer gebracht und habe den anderen beim Tanzen und Singen zugeschaut. Die Jungs waren ziemlich gut gelaunt (glaube ich). Lira machte *one* Gedicht auf Pinocha, und die drei haben sich im Eßzimmer unterhalten. Miguel [Lira] erzählte tausenderlei Begebenheiten, zitierte Heliodoro Valle, Tsiu Pau, López Velarde und verschiedene andere. Ich glaube, daß Pinocha den dreien ziemlich gut gefällt (ästhetisch gesehen) und daß sie mittlerweile gute Freunde geworden sind.

Ich bin, wie immer, ein wirkliches Tränchen. Obwohl ich jetzt jeden Morgen an die Sonne gebracht werde (für vier Stunden), fühle ich mich nicht wesentlich besser, denn die Schmerzen sind unverändert, und ich bin ziemlich dünn. Aber wie ich Dir im letzten Brief erzählt habe, will ich trotzdem zuversichtlich sein. Wenn diesen Monat Geld da ist, wird eine weitere Röntgenaufnahme gemacht, und ich werde größere Gewißheit haben. Aber falls nicht, werde ich auf jeden Fall am 9. oder 10. September aufstehen, und dann werde ich wissen, ob dieser Apparat mir hilft oder ob die Operation immer noch notwendig ist (ich habe Angst). Aber ich muß doch noch ziemlich lange warten, bis ich weiß, ob die absolute Bettruhe in diesen drei Monaten (man kann es fast ein Martyrium nennen) etwas gebracht hat oder nicht.

Nach dem, was Du mir erzählst, ist das Mittelmeer herrlich blau. Ob ich es irgendwann einmal sehen werde? Ich glaube nicht, denn ich habe großes Pech, und schon so lange Zeit ist es mein größter Wunsch, zu reisen. Mir wird nur die Sehnsucht derjenigen bleiben, die Reiseberichte gelesen haben.

Zur Zeit lese ich nichts. Ich will nicht. Ich lerne kein Deutsch und mache auch sonst nichts, außer an Dich zu denken. Ich halte mich anscheinend für *buten* schlau. Und außer den «Ankunfts- und Abfahrtszeiten der Dampfer» lese ich nur die Zeitung *El Editorial* und was in Europa passiert.

Über die Revolution hier erfährt man nichts. Es scheint Obregón zu sein, aber keiner weiß etwas Genaues.

Davon abgesehen gibt es nichts Interessantes. Alex, hast Du viel Französisch gelernt? Auch wenn mein Ratschlag unnötig sein sollte... versuche, soviel wie nur möglich zu lernen, ja?

Welche Museen hast Du besucht?

Wie sind die Mädchen in den ganzen Städten, die Du besucht hast? Und die Jungs? Flirte nicht so viel mit den Mädchen in den Kurhäusern... Nur in Mexiko nennt man Mädchen, die so wunderschön sind, daß sie aussehen wie ein Botticelli, mit tollen Beinen, «Medea» oder «Meche». Und nur hier darf man zu ihnen sagen: «Señorita (Sorita), wollen Sie meine Freundin sein?» Aber nicht in Frankreich, auch nicht in Italien und ganz bestimmt nicht in Rußland, wo es viele ungehobelte Kommunistinnen gibt ... Du glaubst gar nicht, mit wieviel Vergnügen ich mein Leben geben würde, nur um Dich zu küssen.

Ich denke, daß ich es jetzt, nachdem ich wahrhaft gelitten habe, wirklich verdient hätte, oder?

Wird das mit August so sein, wie Du sagst? Ja?

Deine Frieda

(Ich bete Dich an)

Brief an Alejandro Gómez Arias

15. Oktober 1927

Mein Alex:

Der vorletzte Brief! Du weißt schon alles, was ich Dir sagen könnte.

Wir waren in jedem Winter glücklich, aber noch nie so wie diesmal. Das Leben liegt vor uns – unmöglich, Dir zu erklären, was das bedeutet.

Es kann sein, daß ich krank bleibe, aber das weiß ich noch nicht. Die Nächte in Coyoacán sind so dunkel wie 1923, und das Meer, ein Symbol in meinem Porträtbild, verkörpert mein Leben.

Hast Du mich nicht vergessen?

Das wäre schon ungerecht, oder?

Deine Frieda

Brief an Guillermo Kahlo

San Francisco, Kalifornien
21. November 1930

Liebster Papa,
Wenn Du wüßtest, wie ich mich über Deinen kleinen Brief gefreut habe, würdest Du mir jeden Tag schreiben. Du kannst Dir nicht vorstellen, wie glücklich er mich gemacht hat. Mir gefällt nur nicht, daß Du mir erzählst, daß Du immer noch genauso aufbrausend bist, aber weil ich genauso bin wie Du, verstehe ich Dich sehr gut und weiß, wie schwer es ist, sich zu beherrschen. Aber gib Dir alle Mühe, wenigstens Mama zuliebe, die so gut zu Dir ist. Diego hat sehr gelacht über das, was Du über die Chinesen gesagt hast, aber er meint, daß er gut auf mich aufpassen wird, damit sie mich nicht kidnappen.

Mir geht es gut. Ich bekomme zur Zeit Spritzen bei einem gewissen Dr. Eloesser, einem gebürtigen Deutschen, der aber besser Spanisch spricht als jemand aus Madrid, so daß ich ihm ganz genau erklären kann, wie ich mich fühle. Ich lerne jeden Tag ein bißchen Englisch, und wenigstens das Wichtigste kann ich verstehen, Einkaufen in Geschäften etc. etc.

Erzähle mir in Deinem Antwortbrief, wie es Dir, Mama und allen anderen geht. Ich vermisse Dich sehr – Du weißt ja, wie sehr ich Dich liebe. Aber im März sind wir ganz bestimmt wieder zusammen und können uns ausgiebig unterhalten.

Vergiß nicht, mir zu schreiben, und zögere nicht, mir Bescheid zu sagen, falls Du Geld brauchst.

Diego läßt Dich herzlichst grüßen und ausrichten, daß er Euch nicht schreibt, weil er so viel zu tun hat.

Alles Liebe und tausend Küsse, Deine Dich liebende Tochter,

Frieducha hier ein Kuß

Schreib mir
alles, was Du machst
und wie es Dir so ergeht

Brief an Isabel Campos

San Francisco, 3. Mai 1931

Lieber Kumpel,
Vor *buten* Jahrhunderten habe ich Deinen Brief bekommen, aber ich konnte nicht antworten, weil ich nicht in San Francisco war, sondern weiter im Süden und einen Haufen Dinge zu erledigen hatte. Du hast keine Ahnung, wie ich mich gefreut habe. Du bist die einzige Freundin, die noch an mich denkt. Mir ist es sehr gut ergangen, aber ich vermisse meine Mutter sehr. Du glaubst gar nicht, wie schön die Stadt ist. Ich schreibe Dir nicht so viel darüber, damit ich Dir eine Menge zu erzählen habe. Ich komme schon bald in das große «Dorf» – Mitte dieses [Monats], denke ich, und dann werde ich Dir *buten buten* von Sachen erzählen. Lange Gespräche... Grüße bitte ganz herzlich Tante Lolita, Onkel Panchito und alle Deine Brüder und Schwestern, besonders Mary. Die Stadt und die Bucht sind «spitze». Diese ganzen Gringos mag ich nicht besonders, sie sind sehr langweilig, und sie haben allesamt Gesichter wie ungebackene Brötchen (besonders die Frauen). Ganz klasse hier ist China Town, die Massen von Chinesen sind schrecklich nett. Und ich habe noch nie in meinem ganzen Leben so niedliche Kinder gesehen wie die chinesischen. Also wirklich, wunderbar! Ich würde gerne eines stehlen, damit Du es sehen kannst.

Isabel Campos war eine Jugendfreundin von Frida Kahlo.

Von meinem Englisch will ich lieber nicht sprechen – ich bin nämlich eine ausgemachte Versagerin. Ich stammle das Allernötigste, aber es ist furchtbar schwer, es gut zu sprechen. Aber ich kann mich verständlich machen, wenigstens bei den verdammten Verkäufern.

Ich habe keine Freundinnen. Eine oder zwei, die man nicht Freundinnen nennen kann. Also vertreibe ich mir die Zeit mit Malen. Im September habe ich in New York eine Ausstellung (die erste). Hier hatte ich nicht genug Zeit und konnte nur ein paar Bilder verkaufen. Aber es war auf jeden Fall sehr wichtig für mich, hierherzufahren, denn es hat mir die Augen geöffnet, und ich habe viele neue, schöne Dinge gesehen.

Erzähl mir von Mama und Kitti [Cristina Kahlo] – Du hast doch Kontakt zu ihnen. Ich wäre Dir wirklich sehr dankbar. Du hast noch Zeit genug, mir einen Brief zu schreiben (falls Du willst). Ich bitte Dich darum, denn es würde mich sehr freuen. Ist das zuviel verlangt? Grüße alle von mir, die Du siehst – Dr. Coronadito, Landa und Sr. Guillén. Alle, die sich an mich erinnern. Und Dir, liebste, beste Freundin, sendet wie immer die herzlichsten Grüße Dein guter Kumpel, der Dich sehr liebt.

Frieducha

Küsse an Deine liebe Mama, Deinen Papa und Deine Geschwister.
Meine Adresse ist: 716 Montgomery St.

Brief an Dr. Leo Eloesser

Coyoacán, 14. Juni 1931

Lieber Doktor,
Sie können sich nicht vorstellen, wie leid es uns tat, Sie vor unserer Rückkehr hierher nicht mehr sehen zu können, aber es ging nicht. Ich habe dreimal in Ihrer Praxis angerufen, habe Sie aber nicht erreicht, weil niemand abhob. Daraufhin habe ich Clifford gebeten, es Ihnen zu erklären. Außerdem, stellen Sie sich das vor, hat Diego am Tag vor unserer Abreise aus San Francisco bis zwölf Uhr nachts gearbeitet. Uns blieb keine Zeit mehr für gar nichts. Deshalb möchte ich mich mit diesem Brief vor allen Dingen tausendmal entschuldigen und Ihnen außerdem mitteilen, daß wir wohlbehalten im Land der Enchiladas und der gebackenen Bohnen angekommen sind. Diego arbeitet bereits wieder im Nationalpalast. Er hatte einige Probleme mit dem Mund; außerdem ist er sehr erschöpft. Sollten Sie ihm schreiben, möchte ich Sie darum bitten, ihm zu sagen, daß er um seiner Gesundheit willen unbedingt ein wenig ausruhen muß, denn wenn er weiterhin so viel arbeitet, wird es sein Tod sein. Ich wäre Ihnen äußerst dankbar.

Diego ist nicht glücklich hier, denn er vermißt die Freundlichkeit der Menschen in San Francisco und die Stadt selbst. Er wünscht sich nichts mehr, als in die Vereinigten Staaten zurückzu-

---

Frida lernte Dr. Eloesser während ihres Aufenthalts in San Francisco im Dezember 1930 kennen. Er wurde der Arzt, dem sie am meisten vertraute. Ein Jahrzehnt später widmete sie ihm ein Selbstporträt mit der Inschrift «1940 malte ich mein Porträt für Dr. Eloesser, meinen Arzt und besten Freund. In großer Zuneigung, Frida Kahlo». Eloesser trug entscheidend zur Wiederversöhnung von Frida und Diego bei.

kehren, um dort zu malen. Ich bin gut angekommen, dünn wie eh und je, und mir geht alles auf die Nerven, aber ich fühle mich viel besser. Ich weiß nicht, wie ich Ihnen meine Heilung und Ihre Liebenswürdigkeit gegenüber mir und Diego vergelten kann. Mir ist klar, daß Geld der schlechteste Weg ist, aber so groß meine Dankbarkeit auch sein mag, sie könnte niemals Ihre Liebenswürdigkeit aufwiegen. Deshalb bitte ich Sie inständig, so freundlich zu sein und mir mitzuteilen, wieviel ich Ihnen schulde, denn Sie können sich nicht vorstellen, wie sehr es mich bedrückt, abgereist zu sein, ohne Ihnen etwas gegeben zu haben, das Ihre Güte vergolten hätte. Wenn Sie mir antworten, berichten Sie mir, wie es Ihnen geht, was Sie machen, alles, und grüßen Sie bitte alle Freunde, ganz besonders Ralph und Ginette.

Mexiko ist wie immer, zerrüttet und ein völliges Durcheinander, nur die immense Schönheit des Landes und der Indios ist geblieben. Jeden Tag nimmt ihm die Häßlichkeit der Vereinigten Staaten ein Stückchen, es ist ein Trauerspiel, aber die Leute müssen essen, und es ist unvermeidlich, daß der große Fisch den kleinen schluckt. Diego läßt Sie herzlich grüßen, und ich sende Ihnen all meine Zuneigung, deren Sie gewiß sein können.

Frieda

Brief an Dr. Leo Eloesser

26. Mai 1932

[...] Ich habe Ihnen viel über mich zu berichten, auch wenn das, was wir zu bereden haben, nicht sehr angenehm ist. Zunächst einmal geht es mir gesundheitlich überhaupt nicht gut. Ich behellige Sie höchst ungerne damit, denn mir ist klar, daß Sie es leid sein müssen, dauernd Klagen zu hören, vor allem über Krankheiten – bei den ganzen Kranken. Aber ich glaube, mir einbilden zu dürfen, daß mein Fall ein klein wenig anders liegt, da wir befreundet sind und sowohl Diego als auch ich Ihnen sehr zugetan sind. Sie wissen das sehr gut.

Zuerst einmal möchte ich Ihnen mitteilen, daß ich bei Dr. Pratt war, weil Sie ihn den Hastings empfohlen haben. Beim ersten Mal mußte ich ihn wegen meines nach wie vor kranken Fußes konsultieren und auch wegen des Zehs, der natürlich in einem schlechteren Zustand ist als bei Ihrer Untersuchung damals, denn das ist schon fast zwei Jahre her. Aber das beschäftigt mich nicht so sehr, denn ich weiß sehr gut, daß es keine Heilung gibt und daß Weinen auch nicht weiterhilft. Im Ford Hospital, wo Dr. Pratt arbeitet, wurde von einem Arzt – ich weiß nicht mehr, von welchem – eine trophische Ulzera diagnostiziert. Was ist das? Ich war wie vor den Kopf gestoßen, als ich erfuhr, daß ich so etwas in meinem Bein habe. Aber die wichtigste Frage im Augenblick, die ich zuerst mit Ihnen besprechen möchte – ist, daß ich im zweiten Monat schwanger bin. Aus diesem Grund habe ich erneut Dr. Pratt konsultiert. Er sagte mir, daß er meinen Allgemeinzustand kenne, da er sich in New

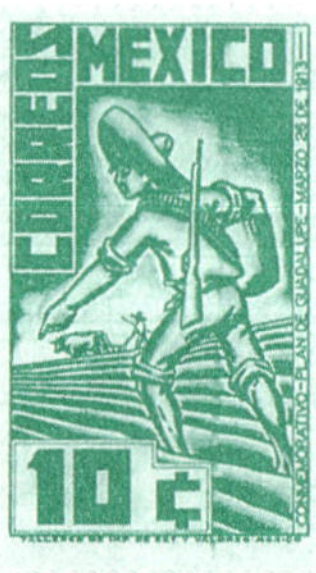

Orleans mit Ihnen über mich unterhalten habe, und daß ich ihm die Sache mit dem Unfall, der erblichen Veranlagung usw. usw. nicht noch einmal zu erläutern brauche. Aufgrund meiner körperlichen Verfassung hielt ich es für besser, die Schwangerschaft abzubrechen. Ich sagte ihm das, und er gab mir eine Dosis Chinin und stark wirkendes Rizinusöl. Am Tag nach der Einnahme hatte ich eine leichte Blutung, fast nichts. Fünf oder sechs Tage lang kam ein bißchen Blut, aber nur sehr wenig. Jedenfalls glaubte ich, daß die Schwangerschaft beendet sei, und ging wieder zu Dr. Pratt. Er untersuchte mich und sagte mir, daß ich mit Sicherheit keinen Abgang hatte und daß es seiner Meinung nach wesentlich besser sei, das Kind zu behalten, anstatt die Schwangerschaft operativ zu unterbrechen. Er meinte, daß ich trotz meiner schlechten körperlichen Verfassung, der kleinen Becken- und Wirbelfraktur usw. usw. mit einem Kaiserschnitt ohne größere Schwierigkeiten ein Kind bekommen könne. Er sagt, daß er meine Betreuung übernehmen wird, falls wir für die nächsten sieben Monate der Schwangerschaft in Detroit bleiben. Ich bitte Sie, mir ganz offen und ehrlich Ihre Meinung mitzuteilen, denn ich weiß nicht, was ich in diesem Fall machen soll. Ich bin selbstverständlich bereit, alles zu tun, was Ihrer Ansicht nach meiner Gesundheit am zuträglichsten ist. Diego sagt dasselbe. Halten Sie es für gefährlicher, die Schwangerschaft zu unterbrechen oder das Kind auszutragen? Vor zwei Jahren hatte ich nach einer dreimonatigen Schwangerschaft einen operativen Abbruch, ungefähr unter denselben Umständen wie jetzt. Diesmal bin ich erst im zweiten Monat, und ich denke, daß es einfacher sein müßte – ich weiß nicht, warum Dr. Pratt denkt, daß es besser für mich wäre, das Kind zu bekommen. Sie kennen meine

Verfassung besser als jeder andere. Zunächst einmal glaube ich nicht, daß das Kind bei dieser erblichen Belastung richtig gesund sein wird. Zweitens bin ich nicht bei Kräften, und die Schwangerschaft würde mich noch weiter schwächen. Außerdem bin ich im Augenblick in einer ziemlich schwierigen Situation, weil ich nicht genau weiß, wie lange Diego brauchen wird, um das Fresko fertigzustellen. Falls das im September ist, wovon ich ausgehe, und das Kind kommt im Dezember zur Welt, müßte ich drei Monate vor der Geburt nach Mexiko reisen. Sollte Diego später fertig werden, wäre es das beste, die Geburt des Kindes hier abzuwarten. Aber dann wird es auf jeden Fall furchtbar schwierig sein, die Rückreise mit einem neugeborenen Kind anzutreten. Hier habe ich niemanden von meiner Familie, der mir während und nach der Schwangerschaft beistehen könnte. Diego ist nicht dazu in der Lage, so sehr er es auch möchte, denn der Ärmste hat genug mit seiner Arbeit und tausend anderen Dingen zu tun. Auf ihn kann ich also überhaupt nicht zählen. Mir bliebe in diesem Fall nichts anderes übrig, als im August oder September nach Mexiko zu fahren und es dort zu bekommen. Ich glaube nicht, daß Diego großes Interesse daran hat, ein Kind zu bekommen, denn ihm liegt vor allem an seiner Arbeit, und das ist auch ganz richtig so. Kinder kämen erst an dritter oder vierter Stelle. Ob es für mich gut wäre, ein Kind zu haben, weiß ich nicht zu sagen, denn weil Diego dauernd unterwegs ist und ich ihn auf keinen Fall alleine lassen und in Mexiko bleiben will, würde das nur zu Schwierigkeiten und Ärger zwischen uns beiden führen, finden Sie nicht? Aber wenn Sie wirklich der gleichen Meinung sind wie Dr. Pratt, daß es meiner Gesundheit zuträglicher ist, die Schwangerschaft nicht zu unterbrechen und das Kind zu bekommen, werden sich diese ganzen Schwierigkeiten irgendwie lösen lassen. Ich lege ganz großen Wert auf Ihre Meinung, da Sie meine Situation am besten kennen. Ich wäre Ihnen von Herzen dankbar, wenn Sie mir ganz offen sagen würden, was Sie für besser halten. Sollte eine Operation empfehlenswerter sein, so möchte ich Sie bitten, an Dr. Pratt zu schreiben, denn möglicherweise hat er die ganzen Umstände nicht genügend in Betracht gezogen. Vielleicht hat er Angst oder dergleichen, weil Schwangerschaftsabbruch gesetzlich untersagt ist. Aber nachher wäre es dann zu spät für den Eingriff.

Sollten Sie jedoch der Ansicht sein, daß es besser für mich ist, das Kind zu bekommen, möchte ich Sie bitten, mir mitzuteilen, ob es empfehlenswerter wäre, nach Mexiko zu fahren und das Kind dort mit Hilfe meiner Mutter und meiner Schwestern zur Welt zu bringen, oder ob ich die Geburt hier abwarten soll. Ich möchte Ihnen nicht weiter zur Last fallen, mein lieber Doktor – Sie wissen gar nicht, wie peinlich es mir ist, Sie mit diesen Dingen behelligen zu müssen, aber ich wende mich weniger an Sie als Arzt denn als besten Freund. Sie haben keine Vorstellung, wie hilfreich Ihre Meinung für mich ist, denn hier habe ich niemanden, auf den ich mich verlassen kann. Diego ist wie immer sehr gut zu mir, aber ich will ihn jetzt nicht mit solchen Sachen ablenken, wo er doch diese ganze Arbeit hat und vor allen Dingen Ruhe und Stille braucht. Zu Jean Wight und Cristina Hastings habe ich nicht genügend Zutrauen, um sie in einer so entscheidenden Angelegenheit um Rat zu fragen. Eine falsche Entscheidung, und *la pelona* könnte mich holen! [Zeichnung eines Totenkopfes mit zwei gekreuzten

Knochen] Deshalb möchte ich jetzt, wo noch Zeit genug ist, Ihre Meinung wissen und das tun, was meiner Gesundheit zuträglicher ist. Ich denke, das ist das einzige, was Diego interessieren wird, denn ich weiß, daß er mich liebt, und ich würde alles tun, was in meiner Macht steht, um es ihm recht zu machen. Mit dem Essen geht es gar nicht gut. Ich habe keinen Appetit und bringe nur mit Mühe täglich zwei Gläser Vollmilch und etwas Fleisch und Gemüse herunter. Aber jetzt muß ich mich dauernd übergeben wegen dieser verfluchten Schwangerschaft. Es ist so lästig! Ich bin von allem gleich erschöpft, weil meine Wirbelsäule schmerzt, und auch mein Bein macht mir ziemliche Probleme, und infolge der mangelnden Bewegung ist meine Verdauung gestört. Aber ich bin voller Tatendrang und keinesfalls lebensmüde wie in diesen russischen Romanen.

Ich bin mir über meine Situation ganz genau im klaren, und ich bin mehr oder weniger glücklich, vor allem, weil ich Diego habe, meine Mama und meinen Papa, die ich sehr liebe. Ich finde, das genügt – ich erhoffe mir vom Leben keine Wunder oder dergleichen. Von meinen Freunden sind Sie mir der liebste, und deshalb wage ich es, Sie mit diesem ganzen Unsinn zu belästigen. Verzeihen Sie mir, und wenn Sie meinen Brief beantworten, berichten Sie mir, wie es Ihnen ergangen ist. Diego und ich senden Ihnen alles Liebe. Es umarmt Sie

Frieda

Falls Sie glauben, daß ich mich dem Eingriff sofort unterziehen sollte, wäre ich Ihnen dankbar, wenn Sie mir dies in einem Telegramm mitteilen würden – in verschlüsselter Form, damit Sie keine Schwierigkeiten bekommen. Tausend Dank und meine besten Wünsche

F.

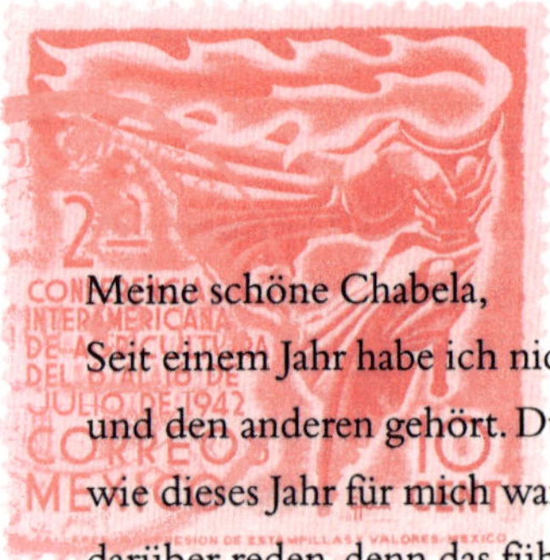

Brief an Isabel Campos

New York, 16. November 1933

Meine schöne Chabela,
Seit einem Jahr habe ich nichts mehr von Dir und den anderen gehört. Du kannst Dir denken, wie dieses Jahr für mich war. Aber ich will nicht darüber reden, denn das führt zu nichts, und nichts auf der Welt kann mich trösten.

In einem Monat kommen wir nach Mexiko, dann kann ich Dich sehen und Dir viel erzählen. Ich schreibe Dir, damit Du mir antwortest und mir viele Dinge erzählst, denn auch wenn es so scheint, als hätten wir einander vergessen, so denke ich doch tief drinnen immer an Euch und glaube, daß Du und die anderen Euch dann und wann erinnern werdet, daß es mich gibt, auch wenn ich weit weg bin. Sag mir, wie es Onkel Panchito und Tante Lolita und allen geht, erzähl mir, was Du machst und wie Du die eintönigen Tage in Coyoacán verbringst, die einem doch so schön vorkommen, wenn man weit weg ist.

Ich verbringe meine Tage hier in Gringolandia damit, von der Rückkehr nach Mexiko zu träumen, aber für Diegos Arbeit war es unbedingt notwendig, hierzusein. New York ist sehr schön, und ich bin viel glücklicher als in Detroit, trotzdem vermisse ich Mexiko. Diesmal werden wir fast ein Jahr hierbleiben, und danach fahren wir vielleicht nach Paris, aber im Moment will ich noch nicht daran denken, was danach kommt. Hier hat es gestern zum ersten Mal geschneit, und schon bald wird es dermaßen kalt sein, daß man sich den Tod holt. Es bleibt einem nichts anderes übrig, als lange Wollunterhosen anzuziehen und den Schnee zu ertragen. Mit meinen berühmt-berüchtigten langen Unterröcken macht mir die Kälte zwar weniger aus, aber dann packt mich plötzlich eine eisige Kälte, gegen die auch zwanzig Unterröcke nichts ausrichten. Ich bin so verrückt wie eh und je und trage immer noch diese Trachten von Anno dazumal. Ein paar Gringo-Weiber imitieren mich sogar und wollen sich «wie eine Mexikanerin» kleiden, aber sie sehen aus wie Runkelrüben, und, um die Wahrheit zu sagen, sie wirken wie Schießbudenfiguren. Das soll nicht heißen, daß ich mich besonders schön finde, aber doch wenigstens passabel. (Lach nicht.) Erzähle mir, wie es Mari und Anita, Marta und Lolita geht. Von Pancho und Chato weiß ich durch Carlitos, der mir gelegentlich schreibt, aber ich möchte, daß Du mir von allen erzählst. Dieser Tage traf ich hier einen der López-Jungs. Ich entsinne mich nicht, ob es Heriberto oder sein Bruder war, aber wir haben voller Sehnsucht von Euch gesprochen. Er studiert an der Universität von New Jersey und fühlt sich wohl hier.

Cristi schreibt mir selten, weil sie mit den Kindern beschäftigt ist, und so berichtet mir niemand von Euch. Ich weiß nicht, ob Ihr manchmal Mati [Matilde, eine von Fridas Schwestern] seht, wo sie doch jetzt in Coyoacán wohnt; sie läßt nie etwas von sich hören. Was ist aus den Canets geworden? Chabela muß schon riesengroß sein, genau wie Deine Schwester Lolita; ich werde sie gar nicht mehr erkennen, wenn ich sie wiedersehe. Sag mir, ob Du immer noch Englisch lernst – falls nicht, werde ich es Dir beibringen, wenn ich zurück bin, denn ich «stottere» schon ein bißchen besser als letztes Jahr. Ich würde Dir gerne tausend Dinge in diesem Brief schreiben, aber dann würde eine Zeitung daraus. Deshalb hebe ich sie mir lieber auf, bis ich zurückkomme, und packe dort damit aus.

Sag mir, was ich Dir von hier mitbringen soll, denn es gibt so viele schöne Dinge hier, daß ich überhaupt nicht mehr weiß, was ich mitbringen soll. Aber wenn Du einen besonderen Wunsch hast, dann sag mir einfach Bescheid, und ich besorge es für Dich.

Wenn ich ankomme, mußt Du ein großes Abendessen mit Kürbisblüten-Quesadillas und Pulque für mich ausrichten – bei dem bloßen Gedanken läuft mir das Wasser im Munde zusammen. Glaub nicht, daß ich mich aufdränge, wenn ich schon von hier aus das Abendessen bei Dir einfordere. Ich erinnere Dich lediglich daran, damit Du Dich nicht dumm stellst, wenn ich komme.

Was hast Du von den Rubis und den ganzen Leuten gehört, mit denen wir früher befreundet waren? Erzähl mir ein bißchen Klatsch, denn hier plaudert niemand mit mir, und Tratsch tut den Ohren von Zeit zu Zeit sehr gut. Viele Küsse an Onkel Panchito und auch an Tante Chona (denn mich mag sie schon) und an Euch alle. Aber ganz besonders an Dich gehen tausend Tonnen von Küssen, damit Du sie verteilen und die meisten für Dich behalten kannst.

Vergiß nicht, mir zu schreiben. Meine Adresse ist: Hotel Breevoort, 5th Ave. at 8th Street, N.Y.C., New York. Dein Kumpel, der Dich nicht vergißt,

Frieda

Brief an Ella Wolfe

11. Juli 1934

Meine wunderschöne Ella,
Wie ich es wagen kann, Dir diesen Brief zu schreiben? Ich sage lieber nichts und mache auch keinerlei Ausflüchte, denn Du würdest sie mir doch nicht abnehmen, und weder Du noch ich hätten etwas davon. Fest steht, daß ich Dir nicht geschrieben habe, daß ich mich benommen habe wie ein Schweinehund, ein Hurenbock, ein Esel, ein Widerling, ein Schuft und so weiter und so fort, und so schlecht Du auch von mir denken magst, es kann nicht schlecht genug sein. Aber vergiß das alles für einen Augenblick, und ich werde Dir in diesem Brief anvertrauen, was ich Dir in keinem der anderen Briefe erzählt habe (natürlich deshalb, weil ich sie nie geschrieben habe).

In Deinem letzten Brief hast Du mich gefragt, wie Diego und ich das Buch gefunden hätten. Was mich angeht, so kann ich Dir sagen, daß ich es wundervoll finde. Auch Diego gefiel es sehr gut; das mit dem unvollständigen Vorwort hat ihn zwar ein bißchen geärgert, aber er verstand sehr gut, wie es passiert ist. Sein Ärger verflog schnell, als er Berts Text

---

Ella und Bertram («Boit») Wolfe waren lebenslange Freunde von Frida und Diego. Bertrams Biographie über Diego, *Diego Rivera: His Life and Times,* erschien 1939.

las und die Reproduktionen sah, die wir hervorragend finden. Die Aufmachung des Buches ist wunderbar, und ganz generell ist es sehr gut geworden. Weder ich noch Diego haben an Harry geschrieben – er wird uns wohl für die größten Hornochsen unter der Sonne halten. Aber ich bin sicher oder hoffe zumindest, daß er uns verzeiht, wenn wir ihm schreiben, und nicht länger verärgert ist. Tu mir den Gefallen und sage auch Bert, daß er sich sämtlicher Flüche, Beleidigungen etc. etc. bedienen kann, um sich darüber zu beschweren, daß sich die Riveras so schweinemäßig benommen haben und ihm nicht einmal zwei Zeilen über das Buch und seinen wunderbaren Text geschrieben haben. Aber wenn er uns zur Genüge beschimpft hat, möge er uns vergeben, und alles wird wieder seinen normalen Gang gehen. Wir werden alle zusammen einen Ausflug nach Water Gap machen, auch wenn ich wieder aus dem Hotel geworfen werde, weil ich gegen die Moral der «Beleidigten Staaten» verstoße, wenn ich im Blaumann im Speisesaal erscheine. Nein, im Ernst, sag Boit, er soll nicht böse auf uns sein. Er kennt doch seine beide Pappenheimer in Mexiko, mit Namen Diego und Die mächtige Chicua. Er soll für dieses Mal Nachsicht mit uns haben und Du natürlich auch, denn wenn nicht, wäre alles umsonst.

Stell Dir vor, kürzlich traf ich bei den Misrachis den verfluchten Siqueiros. Er besaß die Frechheit, mich zu grüßen, nachdem er diese Schweinerei von einem Artikel in der *New Masses* geschrieben hat. Ich ließ ihn einfach stehen und erwiderte seinen Gruß nicht. Diego war da schlimmer. Siqueiros fragte ihn: «Wie geht's, Diego?» Daraufhin zog Diego sein Taschentuch hervor, spuckte hinein und steckte es wieder ein. Er hat ihm nicht ins Gesicht gespuckt, weil viele Leute dabeistanden und es einen Skandal gegeben hätte, aber ich sage Dir, Siqueiros stand da wie ein geprügelter Hund und schlich mit eingezogenem Schwanz von dannen. Wie findest Du diesen Artikel? Also, es ist eine Schande für seine Mutter, man sollte diesem Hurenbock eine Tracht Prügel verpassen, findest Du nicht? Diego konnte sich noch nicht entschließen, eine Gegendarstellung zu schreiben, da man damit einem solchen Schwachkopf zu große Bedeutung beimesse. Aber ich werde ihm sagen, daß er sie schreiben soll, damit ein für allemal Schluß ist damit, denn dieser Sch...kerl hat es nicht verdient, damit durchzukommen. Wie denkst Du darüber?

Hör mal, meine Schöne, es hat mich riesig gefreut, zu erfahren, daß Jim nach Mexiko kommt. Als ich Deinen Brief las, konnte ich es zuerst nicht glauben, aber als ich begriff, daß es tatsächlich stimmt, war ich begeistert. Offen gesagt, machte es mich auch traurig, denn ich hätte mich gefreut, wenn Du und Boit mitgekommen wärt. Ich habe Paca gesagt, daß ich alles tun würde, damit Du kommst, aber sie erzählte mir, Du hättest ihr geschrieben, daß Du den ganzen Sommer arbeiten müßtest. Ich habe die Flügel ganz schön hängenlassen, denn Du glaubst nicht, was ich darum geben würde, Euch hierzuhaben, wenigstens für einen Monat, zusammen durch die Gegend zu fahren, angeregt zu plaudern, uns zu amüsieren, und und und... nun ja, eben alles, was wir in Mexiko zusammen unternehmen könnten. Aber ich gebe die Hoffnung nicht auf, daß wir uns irgendwann wiedersehen und so glücklich sein werden wie in New York.

Denk Dir nur, Diego ist die beiden letzten Wochen sehr krank gewesen. Er hatte ein nervöses Fieber, das zehn Tage überhaupt nicht wegging. Die Temperatur ging rauf und runter, und ich wußte nicht, was tun. Nacho Millán hat ihn behandelt, und da Diego, wie Du weißt, Nacho als Arzt wirklich sehr schätzt, befolgte er alles, was Nacho anordnete, und in weniger als zwei Wochen hat sich sein Zustand ziemlich gebessert. Nacho sagt, daß Diego an einer schweren nervösen Erschöpfung leidet; jetzt gibt er ihm Spritzen und hat ihm eine neue Diät verordnet, um ihn gesundheitlich wiederherzustellen. Trotzdem finde ich Diego sehr kraftlos und abgemagert, seine Haut hat einen gelblichen Teint, aber am meisten angst macht es mir, zu sehen, daß er keine Lust zum Arbeiten hat und immer bedrückt ist, so als ob ihn nichts interessierte. Manchmal ist er verzweifelt, und er hat immer noch kein neues Gemälde in Angriff genommen. Die Wände im Nationalpalast und in der Medizinischen Fakultät sind bereits präpariert, aber da er sich nicht gut fühlt, hat er noch nicht mit dem Malen begonnen. Das macht mich so traurig wie noch nie, denn es läßt mir keine Ruhe, wenn ich ihn nicht glücklich weiß. Seine Gesundheit macht mir mehr Sorgen als meine eigene. Ich will ihn nicht noch mehr quälen, und nur deshalb behalte ich den großen Schmerz, den ich bei seinem Anblick empfinde, für mich. Wenn ich ihm sage, daß es mir weh tut, ihn so zu sehen, leidet er noch mehr. Er ist so empfindlich im Moment, daß ihn die kleinste Kleinigkeit demoralisiert und bedrückt. Ich weiß wirklich nicht, wie ich ihn dazu bringen soll, wieder so begeistert wie früher an die Arbeit zu gehen. Er glaubt, daß ich an allem schuld bin, weil ich ihn dazu gebracht habe, nach Mexiko zurückzugehen. Doch ich weiß, daß er nicht nur meinetwegen hierher gekommen ist, und das ist mein einziger Trost. Aber Du kannst Dir nicht vorstellen, wie ich darunter leide, zu wissen, daß er denkt, er sei um meinetwillen hier, und er deshalb in dieser Verfassung ist. Manchmal würde ich gerne so viele Dinge mit Dir bereden, die man in einem Brief nur schlecht schreiben kann, daß ich darüber verzweifle, so weit weg von Euch zu sein. Aber man kann nur abwarten und hoffen, daß er begreift, daß ich nie auch nur die geringste Absicht hatte, ihn so zu verletzen – ich wußte genau, was es für ihn hieß, nach Mexiko zurückzukehren. In New York habe ich einige Male versucht, es ihm klarzumachen. (Ich weiß nicht, was mit der Schreibmaschine los ist; sie schreibt unmöglich.)

Ihr seid meine Zeugen, daß ich überhaupt nicht gerne zurückgegangen bin, und auch wenn es jetzt nichts mehr nützt, ist es mir ein Trost, zu wissen, daß wenigstens Ihr wißt, daß ich die Wahrheit sage. Ich weiß nicht, ob Diegos Zustand auf den rapiden Gewichtsverlust in Detroit oder auf eine Fehlfunktion der Drüsen zurückzuführen ist. Jedenfalls befindet er sich in einem Zustand furchtbarer seelischer Erschöpfung. Und ich leide noch mehr als er (falls das möglich ist), wenn ich sehe, daß er sich durch nichts aus seinem Tief hervorheben läßt. Ich könnte mein Leben für ihn geben, damit er wieder gesund wird – es würde nichts nützen. Ich kann Dir sagen, was ich Dir hier erzähle, ist nichts im Vergleich zu dem, was ich in den vergangenen Monaten gelitten habe. Obwohl ich mir bei Diego nichts anmerken lasse, um ihn nicht zu belasten, bin ich manchmal zutiefst verzweifelt. Das Ganze hat natürlich auch Auswirkungen auf Diegos finanzielle Situation, da er nicht arbeitet und seine Ausgaben unverändert hoch sind.

Ich weiß nicht, wie das mit ihm enden soll, wenn sein Zustand so bleibt. Ich tue alles, was in meiner Macht steht, um ihn aufzumuntern und ihm die Dinge so leicht wie möglich zu machen, aber ich erreiche nichts. Du machst Dir keine Vorstellung, wie sehr er sich seit damals verändert hat, als Ihr ihn in New York gesehen habt. Er hat zu gar nichts Lust und zeigt keinerlei Interesse am Malen. Ich verstehe ihn ja sehr gut, weil ich weiß, woran es liegt – es sind die Leute hier, die stumpfsinnigsten und ignorantesten Menschen, die Du Dir vorstellen kannst. Aber ich weiß nicht, wie man diese Leute ändern soll, ohne die ganze Welt zu ändern, die voll von solchen Arschlöchern ist. Es liegt also nicht an Mexiko oder China oder den Vereinigten Staaten – Du und ich und jeder kennt das Problem. Ich wünschte mir natürlich, daß es Diego wichtig wäre, sich hier zu äußern oder irgendwo sonst auf der Welt, wie es ihm in New York war. Und ich denke, daß ihm sehr wohl etwas daran liegt, aber traurigerweise nimmt er Mexiko oder irgendwelche anderen äußeren Umstände zum Vorwand, während seine Krankheit vielmehr ein innerer Zustand ist, der ihn nicht mehr der sein läßt, der er früher war. Glaubst Du nicht? Jedenfalls bin ich in ständiger Sorge, wenn ich ihn so sehe. Ich weiß weder ein noch aus, verstehst Du? Ich will auf keinen Fall, daß er davon erfährt, daß ich Dir das erzähle, denn wie ich Dir bereits erklärt habe, regt er sich im Moment furchtbar über jede Kleinigkeit auf, bei der er irgendeinen Zusammenhang mit seinem Zustand vermutet. Aber ich möchte Dich bitten, ihm so vorsichtig zu schreiben, als ob ich Dir nichts erzählt hätte, und ihn aufzumuntern. Auch Bert soll ihm schreiben, denn er sagt, daß ihm nichts mehr von dem gefällt, was er gemacht hat, daß seine Gemälde in Mexiko und teilweise auch in den Vereinigten Staaten furchtbar sind, daß er sein Leben erbärmlich vergeudet hat, daß er gar keine Lust zu nichts mehr hat. Es ist sehr schwierig, Dir in einem Brief die seelische Verfassung zu schildern, in der er sich befindet, aber Du wirst mich auch mit wenigen Worten verstehen und begreifen, wie schmerzlich es für mich ist, ihn so zu sehen. Wenn irgend jemand auf der Welt mit seiner ganzen Energie und seiner ganzen Kraft gearbeitet hat, dann Diego. Deshalb ist alles, was ich Dir sagen könnte, nichts im Vergleich zu der Trauer, die ich empfinde, wenn ich ihn so mutlos und aller Dinge überdrüssig sehe, wie er momentan ist. Ich will Dich nicht langweilen, indem ich Dir nur Leidvolles erzähle, aber irgendwie ist es ein so großer Trost für mich, Dir mitzuteilen, was mit mir los ist – vielleicht, weil Du mich ein bißchen liebhast und ich ein wenig von der Bürde an Dich weitergeben kann, die auf mir lastet. Glaube mir, ich würde Dich nicht mit diesem langen, langweiligen Brief belästigen, wenn ich zur Zeit nicht wirklich todtraurig wäre.

Sag Boit, auch wenn ich ihm nicht persönlich schreibe, mein Brief an Dich sei auch für ihn bestimmt. Richte ihm viele, viele Grüße aus, auch allen anderen bei Dir zu Hause und den Jungs in der Schule, ganz besonders Jay – Du weißt ja, wie sehr ich ihn mag. Wenn Du Lucienne und Dimi[1] sehen solltest, die verliebten «Turteltäubchen», dann grüße sie ebenfalls herzlich von mir, genau wie all unsere Freunde dort oben. Viele Küsse an Maluchita, Harry und Maluchitititita.[2] Sag ihnen nichts davon, was ich Dir über Diego erzählt habe, denn sie haben keine Ahnung, und es wäre bestimmt Anlaß zu Gerede.

Schreibe mir, meine Schöne, und erzähle mir, was Du so machst, wie es Dir geht und wann Du kommst, um Chicua von ihrer schlechten Stimmung und Diego von seinen ganzen Krankheiten zu befreien.

Jetzt wirst Du ein bißchen verstehen, warum ich manchmal nicht einmal Lust zum Schreiben habe. Aber da weder Paca noch sonst jemand von diesen Dingen weiß, hetzen sie gegen mich und sagen, daß ich so lahm bin wie eine Schildkröte. Aber glaub ihnen nicht; ich liebe Dich genauso wie früher, als wir uns jeden Tag gesehen haben. Das muß man in Briefen nicht dauernd betonen. Ich schicke Dir Tausende von Küssen – gib ein paar davon, so viele Du willst, an Boit ab, und viele Küsse auch an Deine Mama und Deinen Papa.

Du mußt mir bald schreiben, damit ich mich nicht in ein trauriges und ungezogenes kleines Mädchen verwandle.

Mach's gut, meine Schöne.

Frieda

Ich habe auf diesem Universitätspapier geschrieben, weil mir das weiße ausgegangen ist und ich kein anderes zur Hand habe. Entschuldigung.

1 Riveras Assistenten Lucienne Bloch und Stephen Dimitroff, die später heirateten.

2 Malú und Harry Bloch und deren Tochter.

Brief an Alejandro Gómez Arias

12. Oktober 1934

Alex,

Der Strom ist ausgefallen, und ich kann nicht weiter an den kleinen Figürchen malen. Ich habe mir weitere Gedanken über die Gestaltung der Wand gemacht, die durch *another wall of* Weisheit abgetrennt wird. Mein Kopf ist voll von mikroskopisch kleinem Spinnengetier und einer Vielzahl von winzig kleinem Ungeziefer. Ich finde, daß wir die Wand ebenfalls mikroskopisch klein gestalten sollten, denn sonst wird es schwierig sein, die Malerei täuschend [echt] auszuführen. Und dann: Glaubst Du, daß sich die ganze stille Weisheit auf so begrenztem Raum einfangen läßt? Und was für ein armseliges Bücherwissen werden *such* kleine Lettern auf fast *non*-existenten Mauern wohl umfassen? *That is the big* Problem, und es ist Deine Aufgabe, es architektonisch zu lösen, denn Dir zufolge bin ich *non* fähig, in dieser *big realité* etwas anzugeben, ohne geradewegs zu scheitern – entweder muß ich Kleider in die Luft hängen oder das Abseitige in gefährliche, unheilvolle Nähe rücken. Du wirst das alles mit Lineal und Kompaß retten.

Weißt Du nicht, daß ich noch nie Urwälder gesehen habe? Wie soll ich in einem armseligen Zimmer einen Dschungel-Hintergrund mit Ungetier malen? Ich werde tun, was ich kann, und wenn es Dir nicht gefällt, kannst Du ja zur gründlichen und erfolgreichen Vernichtung des bereits Gebauten und Gemalten schreiten. Aber bis zur Fertigstellung wird es so lange dauern, daß wir noch nicht einmal Zeit haben werden, an den Abschluß zu denken.

Ich habe es bislang noch nicht geschafft, die Parade der Taranteln und anderer Tiere zu gestalten, denn ich glaube, daß alles auf der obersten der unendlich vielen Schichten haftenbleiben wird, die eine solche Wand haben sollte.

Es war so schön für mich, Dich zu sehen, daß ich es nicht fertiggebracht habe, es Dir zu sagen. Jetzt traue ich mich, es zu schreiben, weil Du nicht hier bist und weil ich diesen Brief in dem üblichen Winter schreibe. Ich weiß nicht, ob Du es glaubst, aber so ist es, und ich kann Dir nicht schreiben, ohne es Dir zu sagen.

Ich rufe Dich morgen an. Bitte schreibe mir irgendwann einmal, selbst wenn es nur drei Wörter sein sollten. Ich weiß nicht, weshalb ich Dich darum bitte, aber ich weiß, daß es mir ein Bedürfnis ist, daß Du mir schreibst. Wirst du?

Brief an Ella und Bertram Wolfe

Donnerstag, 18. Oktober 1934

Ella und Boit,

Ich habe Euch so lange nicht geschrieben, daß ich gar nicht weiß, wo ich in diesem Brief anfangen soll. Aber ich will jetzt keine langatmigen, langweiligen Ausreden vorbringen oder endlose Geschichten erzählen, warum ich Euch so viele Monate nicht geschrieben habe. Ihr wißt, was ich alles durchgemacht habe, und ich glaube, daß Ihr meine Lage verstehen werdet, auch wenn ich nicht ins Detail gehe. Ich habe noch nie so gelitten, und ich hätte nie geglaubt, daß ich soviel ertragen könnte. Ihr habt keine Vorstellung, in welchem Zustand ich mich befinde, und ich weiß, daß ich Jahre brauchen werde, um der Verwirrung zu entkommen, die in meinem Kopf herrscht. Anfangs dachte ich noch, daß es eine Lösung gibt, weil ich mir einbildete, daß es nur von kurzer Dauer und ohne Bedeutung sei, aber mit jedem Tag wird mir klarer, daß ich mir Illusionen gemacht habe. Es ist eine ernste Sache, und wie Ihr Euch denken könnt, hat sie ernstliche Konsequenzen.

Vor allem ist es ein doppelter Schmerz, wenn ich es einmal so ausdrücken kann. Ihr wißt besser als alle anderen, was Diego mir bedeutet, in jeder Hinsicht. Sie wiederum ist die Schwester, die ich am meisten liebte und der ich zu helfen versuchte, so gut ich konnte. So hat sich die Situation furchtbar zugespitzt und wird jeden Tag noch schlimmer. Ich

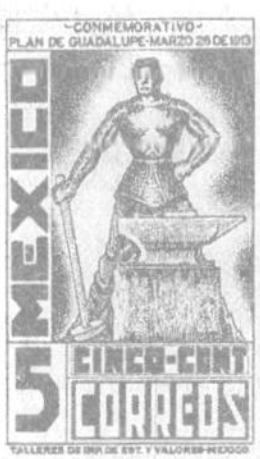

möchte Euch diese ganzen Dinge erzählen, damit Ihr genau wißt, was das für mich bedeutet. Aber wahrscheinlich langweile ich Euch mit diesem Brief, weil ich von nichts anderem als von mir spreche; es würde mich nicht wundern, wenn Ihr davonlaufen würdet, ohne den Brief zu Ende zu lesen, wenn ich Euch die Einzelheiten erzählte. Außerdem will ich nicht, daß Ihr denkt, daß ich eine Klatschtante bin und es mir Spaß macht, Briefe mit unsinnigem Getratsche zu füllen. Ich wollte Euch schon lange schreiben und Euch erzählen, was passiert ist, denn ich weiß, daß niemand so gut wie Ihr verstehen wird, warum ich es erzähle und warum ich so leide.

Ich liebe Euch sehr und habe genug Vertrauen zu Euch, um Euch den größten Schmerz meines Lebens nicht zu verheimlichen. Darum habe ich mich entschlossen, Euch alles zu erzählen.

Natürlich handelt es sich bei der Geschichte nicht nur um eine Gefühlsduselei meinerseits, sondern sie betrifft mein ganzes Leben, und deshalb fühle ich mich auch so verloren. Ich habe nichts, was mir dabei helfen könnte, auf vernünftige Art und Weise zu reagieren. Hier in Mexiko habe ich niemanden – ich hatte nur Diego. Und die bei mir zu Hause, die alles aus katholischer Sicht betrachten. Ihre Schlußfolgerungen sind mir so fremd, daß ich auf sie überhaupt nicht zählen kann. Mein Papa ist ein wunderbarer Mensch, aber er liest Tag und Nacht Schopenhauer und ist mir nicht die geringste Hilfe. Ich bin so krank gewesen, daß ich erst nach meiner Entlassung aus dem Krankenhaus ein wenig malen konnte, aber ohne Begeisterung und ohne daß die Arbeit mir irgendwie geholfen hätte. Ich habe keine Freunde hier. Ich bin völlig einsam. Anfangs habe ich die Tage damit verbracht, vor lauter

Selbsthaß und Schmerz zu heulen, aber mittlerweile kann ich nicht einmal mehr weinen, weil ich begriffen habe, daß es dumm ist und sinnlos.

Ich habe darauf vertraut, daß Diego sich anders besinnt, aber jetzt sehe und merke ich, daß es unmöglich ist, daß es albern von mir war. Natürlich hätte mir von Anfang an klar sein müssen, daß ich nicht diejenige bin, die ihn dazu veranlassen kann, auf diese oder jene Weise zu leben, besonders dann nicht, wenn es um so etwas geht.

Daß er jetzt wieder arbeitet, hat nichts verändert. Dabei war es meine ganze Hoffnung, daß er das alles über der Arbeit vergessen würde, aber im Gegenteil – nichts kann ihn von dem abbringen, was er für gut und richtig hält.

Letzten Endes sind all meine Rettungsversuche lächerlich und dumm. Er will völlige Freiheit – eine Freiheit, die er immer hatte und die er auch jetzt haben würde, wenn er ehrlich und anständig zu mir gewesen wäre. Am traurigsten macht mich, daß wir nicht einmal mehr Freunde sind. Er belügt mich ständig und verheimlicht mir jede Kleinigkeit seines Lebens, als ob ich sein ärgster Feind sei. Wir leben ein falsches Leben voller Torheiten, das ich nicht länger ertragen kann. Er hat zum einen seine Arbeit, die vieles von ihm fernhält, und dann seine ganzen Liebschaften, mit denen er sich ablenkt. Die Leute wollen zu ihm und nicht zu mir. Ich weiß, daß er wie immer Ärger und Sorgen mit seiner Arbeit hat, aber nichtsdestotrotz führt er ein ausgefülltes Leben, ohne die stumpfsinnige Leere, die ich durchlebe. Ich habe nichts, weil ich ihn nicht habe. Ich hätte nie geglaubt, daß er mir alles bedeutet und daß ich ohne ihn nur ein Stück Dreck bin. Ich dachte, daß ich ihm leben helfe, so gut ich kann, und daß ich jede Lebenslage problemlos allein meistern könnte. Doch jetzt merke ich, daß ich nicht mehr habe als jede andere betrogene Frau, die von ihrem Mann verlassen wird. Ich bin nichts wert, ich kann nichts, ich komme alleine nicht zurecht.

Ich finde meine Situation so lächerlich und idiotisch. Ihr habt keine Ahnung, wie sehr ich mich hasse. Ich habe meine besten Jahre damit vergeudet, auf Kosten eines Mannes zu leben, ohne etwas anderes zu tun als das, von dem ich dachte, daß es ihm nützt und ihm hilft. Nie habe ich an mich gedacht, und nach diesen sechs Jahren ist seine Antwort darauf, daß Treue eine bürgerliche Tugend sei und nur dazu diene, andere auszubeuten und sich einen finanziellen Vorteil zu verschaffen.

Glaubt mir, ich habe das niemals von diesem Standpunkt aus betrachtet. Ich weiß, daß ich so blöd war, wie man nur sein kann, aber ich war aufrichtig dabei. Ich glaube, oder ich hoffe vielmehr, daß ich mich mit der Zeit damit abfinden werde. Ich werde versuchen, ein neues Leben zu beginnen, mich mit etwas zu beschäftigen, das mir hilft, möglichst klug darüber hinwegzukommen. Ich hatte mir überlegt, nach New York zu gehen, um bei Euch zu leben, aber ich hatte kein Geld, und mittlerweile halte ich es für das Beste, etwas zu lernen und hier zu arbeiten, bis ich Mexiko verlassen kann.

Von dem Geld, das Diego mir zur Aufbewahrung gegeben hat, habe ich ein Haus in Mexiko gekauft, das ich ziemlich preiswert bekam. Ich will nicht zurück nach San Angel, wo ich so unvorstellbar gelitten habe. Ich wohne jetzt in der Insurgentes 432 (schreibt an diese Adresse). Diego kommt manchmal vorbei, aber wir haben uns nichts mehr zu sagen und auch keinerlei Beziehung mehr zueinander. Er erzählt mir nie, was er macht, und es interessiert ihn keinen Deut, was ich mache oder denke. Wenn es so weit gekommen ist, ist es besser, radikal Schluß zu machen. Ich glaube, daß dies letztendlich die Lösung für ihn sein wird, aber für mich wird es nur weiteres und noch größeres Leid als bislang bedeuten, und das ist schon unbeschreiblich. Trotzdem, für ihn wäre es besser, glaube ich, denn dann würde ich ihm nicht zur Last fallen wie all die anderen, und das kann ich nicht hinnehmen: für ihn nichts weiter zu sein als ein finanzielles Problem.

Nun, so ist mein Leben zur Zeit. Ich weiß nicht, was ich morgen machen werde, aber ich fühle, daß es keine andere Lösung gibt, als mich von Diego zu trennen. Ich sehe keinen Grund, zusammenzuleben, wenn ich ihm zur Last falle und ihn daran hindere, die völlige Freiheit zu haben, die er fordert. Ich will ihm auch nicht wie Lupe[1] das Leben mit Zänkereien vergällen; deshalb lasse ich ihn zufrieden und ziehe weiter, mit samt meinen ganzen bürgerlichen Vorstellungen von Treue usw. usw. Haltet Ihr das nicht für das Beste?

Ich bitte Euch, erzählt Malú [Bloch] nichts davon. Falls sie es schon weiß – wovon ich ausgehe, denn dank Diegos Verhalten hat es sich überall herumgesprochen –, dann laßt sie nur reden. Ich möchte nicht, daß irgend jemand etwas erfährt. Sollen sie doch denken, was sie wollen.

Ich weiß nicht, was Ihr über mich denken werdet, aber alles, was ich Euch hier schreibe, habe ich so erzählt, als trüge ich mein Herz in der Hand.

Ihr sollt weder für mich noch für Diego Partei nehmen, sondern einfach nur verstehen, warum ich so sehr gelitten habe. Und wenn Ihr ein wenig Zeit übrig habt, werdet Ihr mir schreiben, ja? Eure Briefe werden mir ein großer Trost sein, und ich werde mich weniger einsam fühlen, als ich im Moment bin.

Ich schicke Euch tausend Küsse – und haltet mich nicht für eine sentimentale Idiotin, denn Ihr wißt ja, wie sehr ich Diego liebe und was es für mich bedeutet, ihn zu verlieren.

Frieda

Meine Adresse ist: Insurgentes 432, Mexiko City.

1 Lupe [Guadalupe] Marín, Riveras zweite Ehefrau, mit der er von 1922 bis 1928 verheiratet war.

Brief an Diego Rivera

23. Juli 1935

[...] Ein gewisser Brief, den ich zufällig sah, in einer gewissen Jacke eines gewissen Herrn, von einem gewissen Dämchen aus dem fernen, verfluchten Deutschland – ich denke, daß es jene Dame sein muß, die hierherzuschicken Willi Valentiner so freundlich war, damit sie sich mit «wissenschaftlichen», «künstlerischen» und «archäologischen» Absichten die Zeit vertreibt – dieser Brief machte mich sehr wütend und, um die Wahrheit zu sagen, eifersüchtig ...

Warum begreife ich in meiner dämlichen Beschränktheit nicht, daß die Briefe, die Weibergeschichten, die ... Englischlehrerinnen, die Zigeunermodelle, die «hilfsbereiten» Assistentinnen, die an der «Kunst der Malerei» interessierten Schülerinnen und die wichtigen Botschafterinnen von weither lediglich ein Zeitvertreib sind und daß Du und ich uns im Grunde genommen von Herzen lieben? Daß wir uns noch immer lieben, nachdem wir zahllose Abenteuer überstanden, gegen Türen gehämmert, uns rüde beschimpft und über Ländergrenzen hinweg Forderungen gestellt haben? Es ist wohl so, daß ich ein bißchen unvernünftig und ein ziemlicher Blödhammel bin, denn in den sieben Jahren unseres Zusammenlebens sind all diese Dinge immer wieder vorgekommen, aber meine ganze Raserei hat einzig und allein bewirkt, daß ich einsehe, daß ich Dich mehr liebe als meine eigene Haut. Und auch wenn Du mich nicht mehr so liebst wie zuvor, so liebst Du mich doch noch ein wenig, nicht wahr? Wenn dem nicht so ist, wird mir

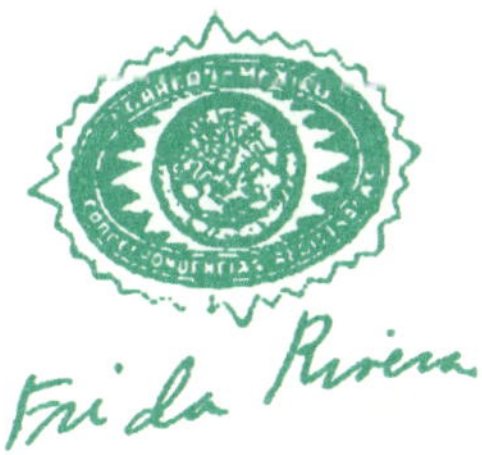

immer noch die Hoffnung bleiben, daß es so sein könnte, und das genügt mir...

Liebe mich ein kleines bißchen Ich bete Dich an

Frieda

Brief an Ella Wolfe

Mexiko, im März 1936

Meine schöne Ella,
Ich habe mich so über Deinen Brief gefreut, daß ich ganz ausnahmsweise einmal ein gutes Mädchen sein und Dir gleich antworten werde. Martin wird Dir wohl erzählt haben, wie es mir in diesen letzten Monaten so ergangen ist, und darum werde ich Dir nicht mit detaillierten Schilderungen der Abenteuer, Schicksalsfälle und Wirren der großen und mächtigen Chicua Rivera auf den Wecker fallen. Krücke, Wampe etc. etc. sind soweit in Ordnung – Du kannst beruhigt sein über meine Gesundheit. Nur mein Kopf funktioniert immer noch nicht der Reihe nach, aber dagegen kann man nichts machen, denn ich bin mit einer «Meise» auf die Welt gekommen, und mit einer Meise werde ich sterben. Aber Du liebst mich doch trotzdem, oder?

Ich habe Diego Deinen kleinen Brief vorgelesen, und er möchte, daß ich Dir so ungefähr erzähle, was er Boit in dem nächsten Brief, den er schicken wird, schreiben will. Ich halte es für eine gute Idee, Dir vorab seine Antwort mitzuteilen, denn Boit könnte irgendwann genug davon haben, auf den Brief zu warten – und der wird ihn wohl erst erreichen, wenn auf der ganzen Welt Esperanto gesprochen wird, während Diego denkt, daß seit Deinem Brief gerade eine Woche vergangen ist. Deshalb werde ich Dir ungefähr erzählen, was Diego mir gesagt hat, damit Du es Bert erläuterst.

Was die Biographie angeht, so muß man gar nicht darüber reden, denn Du und wir alle wissen, daß Bert sie schreiben muß. Der Brief, den Diego an die Leute vom Guggenheim geschrieben hat, war sehr gut, und ich denke, daß er eine positive Antwort bekommen wird. Was die Frage in Deinem Brief bezüglich des «Portrait of Mexico» angeht, so sagt Diego, daß er selbstverständlich begeistert wäre, wenn Bert das übernähme. Mit Harry Bloch hat er sich ernstlich zerstritten und ihn zum Teufel geschickt, denn stell Dir vor, letztendlich entpuppte er sich als Speichellecker Stalins, der sich mit der Absicht trägt, hier mit den beschränkten, widerlichen Methoden aller Stalinisten Politik zugunsten der Kommunistischen Partei zu betreiben. Darum ist es wohl besser so, daß seit dem Vorfall mit Siqueiros, der Dir hinreichend bekannt sein müßte, die freundschaftlichen Beziehungen zwischen Harry, Malú und uns beendet sind.

Sollte Covici Friede das Buch machen, so ist Diego der Ansicht, daß sich Bert zuallererst über Einzelheiten bezüglich Verkaufspreis, Tantiemen usw. informieren sollte, da Diego bei «Portrait of America» von Covici mehrfach finanziell übers Ohr gehauen wurde. Das ließe sich bei diesem Buch vermeiden, indem man von Anfang an diese ganzen Dinge vertraglich regelt, findest Du nicht?

Das Wichtigste ist folgendes: Diego findet, daß die Fresken, die er in Mexiko gemalt hat, vom künstlerischen Standpunkt nicht so bedeutend sind wie die in den Vereinigten Staaten und daß infolgedessen in «Portrait of Mexico» ihre politische und gesellschaftliche Bedeutung stärker hervorgehoben werden sollte. Die Analyse der Fresken sollte Anlaß für eine klare und offene Analyse der aktuellen politischen Situation Mexikos sein, die von größtem Interesse ist. Man sollte ein Buch machen, das den Arbeitern und Bauern zugute kommt, indem man es weitmöglichst unterläßt, den künstlerischen Stellenwert der Malereien über die Maßen hervorzuheben und darüber ihren politischen Inhalt zu vergessen. Aber bei einer solchen Analyse, die umfassend und genau wäre, würde Diego natürlich vorbehaltlos seine bisherige politische Linie vertreten – jetzt erst recht, nach den widerlichen Machenschaften der Kommunistischen Partei hier in Mexiko und auf der ganzen Welt. Ich weiß nicht, was Bert davon halten wird, denn Du weißt ja, daß Differenzen zwischen ihnen bestehen. Ich halte es für sehr wichtig, daß sie von Anfang an offen darüber sprechen, denn Diego wird nicht damit einverstanden sein, daß das Buch gemacht wird, es sei denn so, wie ich es Dir gerade erkläre. Deshalb fände ich es gut, wenn Du Bert fragen würdest, wie er darüber denkt und ob er glaubt, daß er und Diego sich einigen können. Anderenfalls sollte er persönlich an Diego schreiben und ihm unterbreiten, wie man seiner Ansicht nach das Buch gestalten könnte, ohne daß es zwischen den beiden zu Streitigkeiten kommt. Davon abgesehen finde ich, daß niemand besser geeignet wäre als Bert, dieses Buch zu schreiben, und ganz gewiß könnte Diego es mit keinem besser realisieren als mit ihm. Richte Bert das aus, und antworte mir recht bald, damit ich Diego erzählen kann, wie Ihr darüber denkt.

Ich möchte, daß dieser Brief noch heute in die Post geht, deshalb habe ich keine Zeit, Dir so viel zu erzählen, wie ich gerne wollte. Aber demnächst schreibe ich Dir einen gewaltigen Brief mit nichts als nur persönlichem Tratsch, daß man die *New York Times* damit füllen könnte. Viele Grüße an Jay (gib ihm einen dicken Schmatzer), an Lucy, an Dimi und alle anderen Freunde.

Dir, meine Schöne, Millionen von Küssen, aufzuteilen zwischen Dir, Boit, Deiner Mama, Deinem Papa, Deinen Geschwistern usw.

(An Dich ein paar ganz besondere von Chicua)

[Darunter vier Lippenabdrücke]

Brief an Bertram Wolfe

Mexiko, 24. März 1936

Liebster Kumpel, Gefährte, Kamerad, General und Freund Bertrancito,
Gestern kam Dein Brief, und ich leiste Deinem Befehl unverzüglich Folge und antworte Dir noch heute, damit Dich dieser Brief im Fluge erreicht. Regle auf der Stelle alles, was zu regeln ist, und komme in diese schöne Stadt der Paläste! Tu mir den Gefallen und bringe Ella mit, denn Du alleine wirst Dich verfahren. Wenn Du sie nicht mitbringst, bin ich sehr sehr böse auf Dich – es könnte Schläge setzen, wenn Du am Bahnhof ankommst und ich dieses Mädchen nicht entdecken kann, das Du und ich so lieben und dessen Name Ella ist.

Sowohl Diego als auch ich waren schockiert über die Guguenheim-Sache [sic], denn wir waren sicher, daß Du das Stipendium bekommen wirst. Aber was soll man erwarten von diesen aufgeblasenen Speichelleckern der Kapitalistenschweine... Aber wir sind begeistert, daß Du trotzdem kommst, daß Du das Buch schreibst und es ihnen um die Ohren schlägst.

Diego ist mit allem einverstanden, was Du in Deinem Brief schreibst. Wir möchten Dich nur bitten, Dich zu sputen und so bald wie möglich zu kommen, denn dieser Tage geben wir ein großes Fest mit Mariachis, reinem Pulque, Truthahn-Mole und Zapateado-Tanz. Sag Ella, sie soll mir nicht mit Ausreden kommen oder erst in letzter Minute hier antanzen, weil ich mich sonst wirklich mit ihr prügeln werde.

Du weißt ja, mein Freund, daß Euch beiden hier mein Haus weit offen steht, genau wie mein Herz. Wenn Ihr erst einmal hier seid, werdet Ihr sehen, wie wunderbar Ihr Euch von dem schönen New York erholen werdet, denn Du genau wie Ella habt es Euch verdient, eine Stunde täglich Euren Bauch in die Sonne zu strecken, ohne Euch um alles mögliche zu kümmern und die ganze Zeit zu schuften wie Mulis. Also regelt alles beizeiten und macht keinen Rückzieher, seid brave Kinder und kommt hierher, um für eine Weile Euer Leben im hektischen New York gegen ein anderes auszutauschen.

What do you say, Kid? Please don't kneif und *don't* mach einen Rückzieher, denn ich freue mich schon riesig auf die Zeit, wenn Ihr in dieses bevölkerungsreiche und niemals genug gepriesene Mexicalpán de las tunas [Mexiko] kommt. Ich will Euch diesen Brief im Fluge, das heißt, per Luftpost, schicken, damit er Euch so bald wie möglich erreicht. Deshalb habe ich keine Zeit für Getratsche und Geplauder, aber das Wichtigste habe ich Dir ja gesagt. Ich warte sehnlichst auf Deine Antwort, um zu erfahren, ob es mir wirklich vergönnt sein wird, Euch hierzuhaben, oder ob ich nur träume.

Weißt Du, wer hier in Mexiko ist? Die Frau von Ernest Born [die Fotografin Esther Born], der die Reproduktionen der Fresken in der Schule für das *Architectural Forum* gemacht hat. Es sind Unmengen von Leuten hier, die Ihr kennt, und es wird klasse sein, wenn Ihr kommt.

Also Kumpel, ich verabschiede mich in der Hoffnung, daß Du mir mitteilst, wann Ihr kommt, und damit Chicua Rivera und ihren geliebten Dickwanst glücklich machen werdet.

Tausend Küsse an Ella.

Grüße an alle Freunde, ganz besonders an Jay.

Diego wird Dir in Kürze schreiben.

Brief an Carlos Chávez

29. April 1936

Bruder,

Ich habe Dein Gedicht erhalten. Unnötig zu sagen, daß es mir sehr gefallen hat – Du weißt es. Ich wünschte, ich könnte Dir in Versen antworten, aber diesmal bin ich überhaupt nicht in der Stimmung, denn stell Dir vor, Diego und ich sind bereits seit zwei Wochen im Hospital Inglés. Ich wurde wieder am Bein operiert, mit recht zweifelhaftem Erfolg, denn der Huf will nicht heilen. Aber das ist meine geringste Sorge. Diegos Krankheit macht mich so traurig, Du kannst es Dir nicht vorstellen. Er hat eine schlimme Erkrankung am Auge. Ich habe ein paar Tage hinter mir wie noch keine zuvor, aber jetzt will ich Dir erst einmal alles genauer erzählen.

Diegos Probleme mit dem linken Auge begannen schon vor etwa einem Monat. Am Anfang maßen wir dem keine Bedeutung bei, denn wie Du weißt, hatte er schon oft Augenprobleme, aber ohne größere

---

Der mexikanische Komponist Carlos Chávez unterstützte Frida Kahlo 1940 bei ihrer Bewerbung um das Inter-amerikanische Stipendium der Guggenheim-Stiftung. Diego Rivera entwarf die Bühnenbilder, Requisiten und Kostüme für sein Ballett *H.P.* (Horse Power), das am 31. März 1932 in Philadelphia uraufgeführt wurde.

Folgen. Doch diesmal ist es eine ernstliche Infektion im Tränensack – es wurde eine Analyse des Sekrets vorgenommen, und es scheint sich um Streptokokken zu handeln. Wir haben sämtliche Augenärzte in Mexiko konsultiert, und alle sind zu demselben Schluß gekommen. Sie sagen, daß es eine gefährliche Sache ist und daß sogar Gefahr besteht, daß er im Falle der geringfügigsten Verletzung der Bindehaut das Auge verliert – etwas, das bei dem kritischen Zustand, in dem sich das Auge befindet, mit jedem Staubkörnchen oder Fremdkörper, der direkt ins Auge trifft, ohne weiteres eintreten kann. Diese Mikroben haben bereits die Lidhaut und den Liddeckel, die untere Gesichtshälfte und die Stirn befallen, was eine furchtbare Entzündung verursacht, durch die sein Auge fast gänzlich zugeschwollen ist. Es gab einen Moment, in dem wir dachten, daß alles verloren sei – Du kannst Dir seinen Zustand und meine Angst vorstellen. Ich kann es gar nicht in Worte fassen. Seit drei Tagen scheint die Entzündung ein wenig abzuklingen, und es besteht Hoffnung, daß es keine schwerwiegenden Folgen haben wird. Aber Dr. Silva sagt, daß die Gefahr noch nicht vorüber und daß es eine ziemlich langwierige Sache ist. Er ist in einem fast gänzlich abgedunkelten Zimmer untergebracht, und der Ärmste ist wirklich verzweifelt (völlig zu Recht). Und ich, hilflos wie ich bin, kann ihn so gut wie nie besuchen, weil ich noch nicht wieder gehen kann – und selbst wenn, könnte ich nichts ausrichten oder ihm irgendwie helfen, und das läßt mich verrückt werden vor Angst.

Falls sich sein Zustand diese Woche nicht bessert, halten wir es für das Beste, ihn nach New York zu bringen, um zu sehen, was die Augenärzte dort ausrichten können. Doch ich glaube, daß diese Sache nicht nur das

Auge betrifft, sondern seinen Gesamtzustand und daß das alles mit der Unterfunktion seiner Schilddrüse zusammenhängt. Außerdem finde ich, daß eine Reise in seinem Zustand eine Tortur wäre und ein zu großes Risiko – was, wenn auf der Fahrt etwas passiert? So bin ich also verzweifelt, eine Idiotin, die nicht weiß, wie diese Situation zu lösen ist. Mit Dummheiten und Verzweiflung kommt man natürlich nicht weiter. Ich glaube, daß es am vernünftigsten wäre, abzuwarten, bis das «Bioformina», das man ihm injiziert hat, und die Behandlung Dr. Silvas Wirkung zeigen, denn es wäre ein Riesenblödsinn, bei einer Sache, die ihren natürlichen Gang gehen muß, Wunder zu erwarten.

Am meisten bedrückt mich, ihn so mutlos zu sehen und der Gefahr ins Auge zu blicken, dieser Infektionsherd könnte zu einer Blutvergiftung oder Ähnlichem führen, die sich ausbreiten und gegen die er aufgrund seines Allgemeinzustands nicht ankämpfen könnte. Ich will gar nicht daran denken.

Ich bitte Dich, mir zu sagen, was Du für das Ratsamste hältst und ob Du denkst, daß sich in New York leichter ein guter Arzt finden ließe, oder ob das nur eine Vorstellung von mir ist. Dort gibt es schließlich auch schwadronierende Scharlatane, die womöglich alles noch schlimmer machen. Jedenfalls wäre Deine Meinung ein Trost für mich, denn Du machst Dir keine Vorstellung, wie bekümmert und traurig ich wegen Diego bin. Mehr brauche ich Dir nicht zu erklären, weil Du ihn sehr magst und weißt, was das für ihn bedeutet.

Entschuldige, daß ich in diesem Brief nur von meinen Sorgen spreche, aber Du wirst es verstehen. Du weißt ja, wie gerne ich Dir viele andere Dinge erzählen würde, vor allem, wie sehr es mich gefreut hat, was Du dort oben alles erreicht hast. Glaub mir, es war eine große Freude für mich.

Bitte schreibe mir – Du würdest mir sehr dabei helfen, mich stärker zu fühlen, um dem, was kommen mag, ruhig entgegenzusehen. Hoffentlich geht es Diego schon etwas besser, wenn Dein Brief ankommt, denn das ist es, was wir alle wünschen, ich
am allermeisten.

Grüße an Miguel und Rose[1].

Komm recht bald zurück, denn Du fehlst uns schwer. Ich warte auf Deinen Brief. Diego läßt Dich herzlich grüßen.

Alles Liebe und eine Umarmung von

Frieda

Versuch bitte herauszufinden, welches der beste Augenarzt dort oben ist, wie hoch die Krankenhauskosten sind usw. Ich wäre Dir auch sehr dankbar, wenn Du Dr. Claude aufsuchen und ihm Diegos Fall in groben Zügen schildern könntest. (In meinem letzten Brief habe ich Dir seine Telefonnummer gegeben, aber falls Du sie verloren haben solltest: er ist vormittags immer im Rockefeller Institute anzutreffen –
Dr. Albert Claude.)

Hier die vollständige Bezeichnung der Mikroben:

Streptococcus hemolyticus. Haben bereits den gesamten linken Tränensack befallen und greifen auf das Gesichtsgewebe über (linke Seite). Es wäre interessant, seine Meinung zu erfahren.

1 Miguel und Rosa Covarrubias. Der Künstler Miguel Covarrubias wurde bekannt durch seine Illustrationen und Karikaturen in der Zeitschrift *Vanity Fair.*

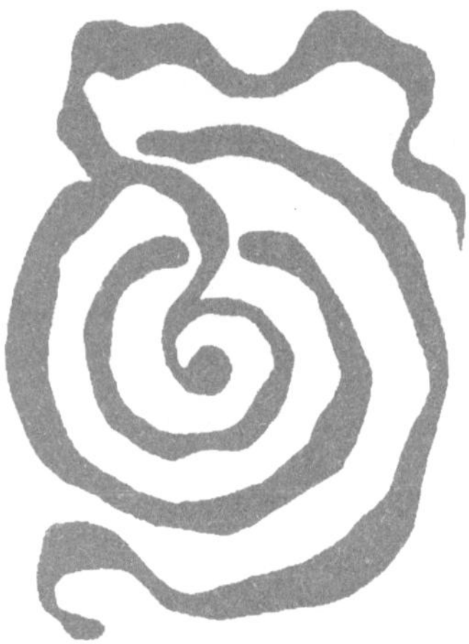

Brief an Ella Wolfe

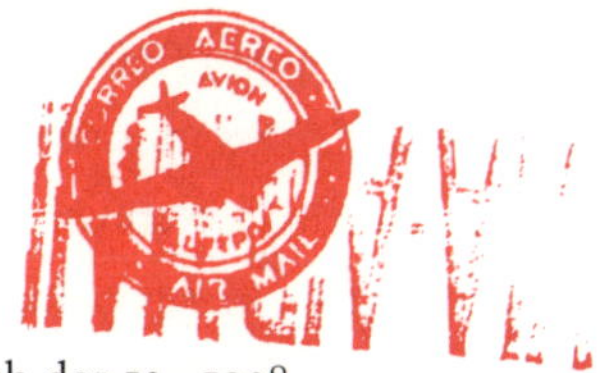

Mittwoch der 13., 1938

Meine schöne Ella,

Schon seit ewigen Zeiten will ich Dir schreiben, aber wie üblich bringe ich es irgendwie nie fertig, Briefe zu beantworten und mich zu benehmen, wie es sich gehört. An Deinem letzten Brief habe ich gemerkt, daß Du mich nicht mehr so liebst wie früher, und obwohl es meine Schuld ist, kannst Du Dir nicht vorstellen, wie traurig es mich macht. Denn auch wenn ich Dir nicht schreibe und nichts, liebe ich Dich genauso wie immer. Dasselbe gilt für Boit – sag ihm, daß er das doch weiß und daß er nicht so hart mit der großen und mächtigen Chicua ins Gericht gehen soll. Also, meine Kleine, erlaube mir, daß ich mich für Deinen Brief bedanke und für die Freundlichkeit, Dich wegen Diegos Hemden zu erkundigen. Leider kann ich Dir die Maße nicht nennen, um die Du gebeten hast, denn so sehr ich auch im Hemdkragen suche, ich kann nicht die geringste Spur einer Nummer entdecken, die einen Hinweis auf die Kragenweite des Don Diego Rivera y Barrientos gäbe. Sollte dieser Brief rechtzeitig ankommen – was ich *very much* bezweifle –, hielte ich es für das Beste, wenn Du Martín ausrichtest, er möge mir bitte sechs von den größten Hemden besorgen, die es in New York gibt, solche, von denen man kaum glauben kann, daß sie für einen Menschen gedacht sein sollen, d. h. die größten auf diesem

Planeten, gemeinhin Erde genannt. Ich denke, daß er sie in den Seemannsläden bekommt, dort unten an einem der Kais von New York, an den ... ich mich nicht genau genug erinnere, um ihn Dir hinreichend beschreiben zu können. Also, wenn er keine findet, dann... eben nicht! O. K., jedenfalls bedanke ich mich für Deine und seine Bemühungen.

Hör zu, meine Kleine, vor ein paar Tagen hat Diego Boits Brief bekommen. Er läßt Dir sagen, Du sollst Dich in seinem Namen bei ihm bedanken und daß man ihm bitte den «Zaster» von Covici und von dem Herrn, der ihm die Zeichnung oder das Aquarell abgekauft hat, über Martín schicken soll. Es seien tatsächlich mehrere Briefe verlorengegangen, und die Begründung, die Boit in seinem Brief gegeben habe, sei völlig korrekt gewesen. Aus diesem Grund wäre es besser, zu besonderen Versandformen zu greifen, wenn es um den mächtigen, rühmenswerten «Zaster» geht, um so zu verhindern, daß die «Wegelagerer» sich ihn «krallen». Wie Du siehst, wird mein Wortschatz jeden Tag erlesener – Du wirst die Bedeutung einer solchen kulturellen Bereicherung für meine bereits heute umfangreiche und höchst ungehobelte Bildung ermessen können! Diego läßt Boit grüßen, ebenso Jay, Jim und alle anderen Freunde.

Solltest Du etwas über meine Wenigkeit erfahren wollen, bitte schön: Seit Ihr dieses herrliche Land verlassen habt, habe ich die ganze Zeit Probleme mit meiner Pfote, will heißen, dem Fuß. Die letzte Operation (vor genau einem Monat) war ein Reinfall – und sie haben doch viermal an mir herumgeschnitten. Wie Du verstehen wirst, fühle ich mich wirklich *«poifect»*, und ich hätte nicht übel Lust, mit diesen ganzen Ärzten abzurechnen bis ins letzte Glied, angefangen bei Adam und Eva. Aber da mir das immer noch nicht genug Trost und Rache für diese Höllenqualen wäre, nehme ich Abstand von solchen «Auf- und Abrechnungen». Und so habe ich mich in eine richtige «Heilige» verwandelt, voller Geduld und allem, was diese besondere Gattung auszeichnet. Abgesehen von meiner «Pfote», die im Mittelpunkt meines Unglücks steht, sind mir noch weitere recht unangenehme Dinge widerfahren, von denen ich Dir nicht erzählen will, weil sie nicht so wichtig sind. Sonst ist das tägliche Leben usw. genauso geblieben, wie Du es kennst, einmal abgesehen von den ganzen Veränderungen infolge des bedauerlichen Zustands, in dem sich die Welt heutzutage befindet. Welche Philosophie, welche Auffassungsgabe!

Abgesehen von Krankheiten, politischen Machenschaften, Gringo-Besuchern, verlorengegangenen Briefen, Riveraschen Diskussionen, Sorgen gefühlsmäßiger Art etc. ist mein Leben wie in dem Gedicht von López Velarde … seinem täglichen Spiegel gleich. Diego war auch krank, aber mittlerweile ist er fast genesen und arbeitet wie immer, gut und viel. Er hat ein bißchen zugenommen, ist ganz der alte Plauderer und Vielfraß. Er schläft in der Badewanne, liest die Zeitung auf dem WC und spielt stundenlang mit Don Fulang Chang (dem Äffchen), für den er noch eine Kameradin besorgt hat. Unglücklicherweise hat sich die fragliche Dame als etwas bucklig erwiesen, und der Herr ist ihr nicht wohlgesinnt genug, um die erwünschte Ehe zu vollziehen, und so gibt es noch keinen Nachwuchs. Diego verlegt immer noch alle Briefe, die er bekommt, läßt überall seine Papiere liegen […], ist sehr verärgert, wenn man ihn zum Essen ruft, macht allen schönen Mädchen den Hof, und zuweilen… nimmt er ein paar Städterinnen «ins Visier», die unangemeldet hier auftauchen. Unter dem Vorwand, ihnen seine Fresken «zu zeigen», verschwindet er für ein oder zwei Tage mit ihnen… Landschaften ansehen… Dafür fährt er die Leute nicht mehr an, die ihn bei der Arbeit stören. Er läßt seine Füllhalter eintrocknen, seine Uhr bleibt stehen, und alle vierzehn Tage muß man ihn damit zur Reparatur schicken. Er trägt immer noch diese unförmigen Bergarbeiterschuhe (schon seit drei Jahren ein- und dieselben). Er wird wütend, wenn die Autoschlüssel verschwunden sind, und grundsätzlich tauchen sie in seiner eigenen Hosentasche wieder auf. Er bewegt sich überhaupt nicht und nimmt nie ein Sonnenbad. Er schreibt Zeitungsartikel, die jedesmal einen Riesenwirbel verursachen, verteidigt die IV. Internationale mit Zähnen und Klauen und freut sich, daß Trotzki hier ist.

Das wären so ungefähr die wichtigsten Einzelheiten.

Wenn alles hinhaut, komme ich im Oktober nach New York. Julien Levy hat mich eingeladen, eine Ausstellung zu machen. Ich habe ihm Fotografien von einigen kleinen Bildern geschickt, die ich in letzter Zeit gemalt habe, und er fand sie O.K. Also wirst Du mich wahrscheinlich zu diesem historischen Anlaß dort oben haben. Wie Du siehst, habe ich gemalt – das ist doch schon etwas, wo ich bislang mein Leben damit verbracht habe, Diego zu lieben und die Arbeit zu vernachlässigen. Aber nun liebe ich Diego weiterhin und habe mich außerdem ernsthaft daran gemacht, meine Figürchen zu malen. Es gab ein paar Unruhen der sentimentalen und amourösen Art, aber es waren nur Flirts. Stell Dir vor, Pierre de Lanux ist nach Mexiko gekommen – nur für zwei Tage, und ich konnte ihn nur ein paar Stunden sehen, aber ich habe mich riesig gefreut [...]. Du kannst Boit sagen, daß ich zur Zeit ziemlich brav bin, in dem Sinne, daß ich nicht mehr solche «Unmengen» Cognac, Tequila usw. trinke. Ich halte das für einen weiteren Schritt in Richtung Befreiung... der unterdrückten Klassen. Ich habe getrunken, weil ich meine Schmerzen betäuben wollte, aber die verdammten Schmerzen haben schwimmen gelernt, und jetzt bin ich berauscht vor lauter Anstand und gutem Benehmen!

Cristi war sehr krank. Sie wurde an der Gallenblase operiert und war in einem äußerst kritischen Zustand. Wir glaubten schon, daß sie sterben würde, aber glücklicherweise hat sie die Operation gut überstanden. Mittlerweile hat sich ihr Zustand sehr gebessert, auch wenn sie sich noch nicht wohlauf fühlt. Sie ist wie immer, was bedeutet, daß sie ein bißchen... spinnt. Sie fragt immer noch: «Wer ist Fuente Ovejuna?» Es ist ein wahres Wunder, wenn sie bei einem Film nicht einschläft, aber am Ende des Films fragt sie immer: «Gut, aber wer ist der Verräter? Wer ist der Mörder? Wer ist das Mädchen?» Kurz und gut – sie versteht weder den Anfang noch das Ende, und in der Mitte des Films überläßt sie sich Morpheus' Armen. Die Kleinen sind wunderbar. Toñito (der Philosoph) wird jeden Tag schlauer und kann schon viele Sachen mit dem Baukasten bauen. Isoldita wird schon drei, sie ist furchtbar niedlich und sehr ungezogen. Meine Schwester Adriana und der blonde Veraza, ihr Mann (die mit uns in Ixtapalapa waren), denken ständig an Dich und Boit und lassen Euch herzlich grüßen.

Nun, meine Schöne, ich hoffe, daß Du mich nach diesem außerordentlichen Brief wenigstens wieder ein bißchen lieber magst und dann immer so weiter, bis Du mich schließlich genauso liebst wie zuvor. Denn auch wenn ich ein Trampel und Mistkerl bin und sträflich nachlässig beim Beantworten von Briefen, so bin ich doch die Gleiche und liebe Dich so sehr wie zuvor. Dasselbe gilt für Boit, also seid nicht böse und erwidert meine Liebe, indem Ihr mir eine riesige Brief-Botschaft schreibt, die mein ach so trauriges Herz erfreut, das von hier aus stärker für Euch schlägt, als Ihr Euch vorstellen könnt. Hört nur: TICK-TACK, TICK-TACK, TICK-TACK, TICK-TACK!!!! Innere Geräusche lassen sich schriftlich ganz schlecht in ihrem wirklichen Klang wiedergeben – es ist also nicht meine Schuld, wenn es klingt wie eine kaputte Uhr und nicht wie ein Herz, *but … you know what I mean, my dear children! And, let me tell you, it's a PLEASURE.*

Für Euch beide viele Küsse, viele Umarmungen und mein ganzes Herz, und falls Ihr noch ein bißchen übrig haben solltet, verteilt es zwischen Jay, Jim, Lucienne, Dimi und allen meinen Herzensfreunden. Viele Grüße an Deine Mama, Papa und die Kleine, die mich sehr liebt.

Eure vielgeliebte und unmögliche Chicua,

Friduchín

Brief an Lucienne Bloch

(in englisch geschrieben)

14. Februar 1938[1]

Lucy-Darling,

Als ich Deinen Brief bekam, ging es mir furchtbar beschissen; ich hatte eine Woche lang Schmerzen in meinem verdammten Fuß, und wahrscheinlich muß ich noch einmal operiert werden. Ich hatte erst vor vier Monaten eine Operation, einmal abgesehen von der, als Boit hier war – Du kannst Dir also vorstellen, wie ich mich fühle. Aber ob Du es glaubst oder nicht, dann kam Dein Brief und hat mir Mut gemacht. Nun ja, meine Kleine, Du hast zwar keinen kranken Fuß, aber Du erwartest ein Kind und arbeitest noch, und das ist wirklich zuviel für ein junges Ding wie Dich. Du ahnst nicht, wie glücklich ich über diese Neuigkeiten bin. Sag Dimi, er soll sich anständig benehmen, und Dir, Kleine, meinen herzlichen Glückwunsch. Aber... bitte vergiß nicht, daß ich die Patin des Kindes werden MUSS, denn erstens wird es genau in dem Monat geboren werden, in dem ich auf diese verfluchte Welt

---

Lucienne Bloch wurde Ende des Jahres 1931, einen Tag nachdem sie Frida und Diego bei einem Bankett in New York kennengelernt hatte, Diegos Assistentin. Während des Detroit-Aufenthaltes 1932 lebte sie bei dem Paar, und nach ihrer Hochzeit mit Stephen Dimitroff, einem weiteren Assistenten Diegos, wurde Frida die Patin ihres Sohnes.

gekommen bin, und zweitens werde ich verdammt auf Touren kommen, wenn jemand anders mehr Anrecht haben sollte als ich, Eure *«comadre»* zu sein – merk Dir das. Gib bitte gut auf Dich acht, Darling. Ich weiß, daß Du stark wie ein Fels bist und Dimi so gesund wie ein Elefant, aber Du solltest trotzdem sehr vorsichtig sein und Dich benehmen wie ein liebes Mädchen. Ich finde, Du solltest nicht zuviel auf dem Gerüst herumturnen, und darüber hinaus solltest Du gut und regelmäßig essen, denn das ist es nicht wert, die ganze Sache zu riskieren. Ich rede jetzt wie eine Großmutter, aber... O.K., Du weißt, was ich meine.

Jetzt will ich Dir ein paar Sachen über mich erzählen. Ich habe mich nicht sehr verändert, seit Du mich das letzte Mal gesehen hast. Nur so viel, daß ich wieder meine verrückten mexikanischen Kleider trage, meine Haare gewachsen sind und ich so dünn bin wie eh und je. Mein Charakter ist ebenfalls unverändert. Ich bin so träge wie eh und je, ohne Begeisterung für irgend etwas, ziemlich dumm und verdammt sentimental. Manchmal denke ich, daß es an meiner Krankheit liegt, aber natürlich ist das nur eine gute Ausrede. Trotz meines kranken Fußes und anderer schlimmer Dinge könnte ich malen, so lange ich will, ich könnte lesen, lernen und vieles mehr. Aber der Punkt ist, daß ich mich gehenlasse, ich nehme die Dinge, wie sie kommen, und mache nicht die geringste Anstrengung, sie zu ändern. Ich fühle mich den ganzen Tag schläfrig, erschöpft und verzweifelt. Was soll ich tun? Seit ich aus New York zurück bin, habe ich ungefähr zwölf Bilder gemalt, allesamt klein und unbedeutend, mit denselben persönlichen Themen, die nur mich selbst ansprechen und sonst niemanden. Ich habe vier davon an eine Galerie hier in Mexiko geschickt, die Universitätsgalerie. Sie ist klein und heruntergekommen, aber die einzige, die alles annimmt, und so habe ich sie ohne Begeisterung eingesandt. Vier oder fünf Leute haben mir gesagt, daß sie die Bilder prima finden, aber der Rest findet sie zu verrückt. Zu meiner Überraschung hat Julien Levy mir einen Brief geschrieben, in dem er mir mitteilt, daß ihm jemand von meinen Bildern erzählt habe und daß er sehr an einer Ausstellung in seiner Galerie interessiert sei. Daraufhin habe ich ihm ein paar Fotos von meinen neuesten Sachen geschickt. Er schrieb mir einen weiteren begeisterten Brief über die Fotos, bat mich um eine Ausstellung von dreißig Stücken im Oktober diesen Jahres, und Diegos Ausstellung will er zeitgleich machen. Also habe ich zugesagt, und falls nichts dazwischenkommt, werde ich im September nach New York fahren. Ich bin nicht ganz sicher, ob Diego seine Sachen bis dahin fertighaben wird, aber vielleicht kommt er später, und dann nach London. Das sind unsere Pläne, aber Du kennst Diego ja genausogut wie ich... *quien sabe lo que pase de aquí a entónces.* Ich muß Dir erzählen, daß Diego kürzlich eine Serie von Landschaften gemalt hat. Zwei davon – falls Du meinem Geschmack traust – sind das Beste, was er in seinem ganzen Leben gemalt hat. Sie sind einfach sagenhaft, ich kann sie nicht beschreiben – sie sind anders als alles, was er bisher gemalt hat, aber ich sage Dir, sie sind wundervoll! Die Farbe, meine Kleine, ist unglaublich, und die Pinselführung – Mann, die ist so perfekt und überzeugend, daß Dir nach Freudensprüngen und Weinen zumute ist, wenn Du sie siehst. Eines davon ist demnächst im Brooklyn Museum, Du kannst es Dir also dort ansehen. Es ist ein Baum vor blauem Hintergrund. Bitte laß mich Deine Meinung wissen, wenn Du es gesehen hast.

Jetzt, wo ich weiß, daß ich diese Ausstellung in New York haben werde, arbeite ich ein bißchen mehr, um die dreißig verfluchten Bilder fertigzukriegen, aber ich befürchte, daß ich nicht damit fertig werde. Wir werden sehen.

Beim Lesen des *Workers Age* fiel mir auf, daß es große Veränderungen in Deiner Gruppe gibt, aber Du benimmst Dich immer noch wie ein guter Vater, der seinen Sohn davon zu <u>überzeugen</u> versucht, daß er einen Fehler macht, und dabei die große Hoffnung hat, daß sich das Kind durch seine Schimpferei ändern wird. Ich halte diese Einstellung für noch schlimmer als das schlechte Benehmen des Kindes. Aber allmählich gibst Du viele Dinge zu, die Du vorher für völlig *[unleserlich]*. Wir haben in dieser Angelegenheit vieles zu besprechen, aber ich will Dich jetzt nicht mit so etwas belästigen. Vor allem ist meine Meinung dazu verdammt bedeutungslos.

Abgesehen von den Meinungsverschiedenheiten habe ich Dir viele, viele interessante Dinge zu erzählen. Im September werden wir stundenlang reden. Im Moment kann ich Dir nur sagen, daß sein [Trotzkis] Aufenthalt in Mexiko die tollste Sache ist, die in meinem Leben passiert ist.

Was Diego angeht, so bin ich glücklich, Dir sagen zu können, daß es ihm zur Zeit sehr gut geht. Er hat keine Probleme mehr mit seinen Augen, er ist dick, aber nicht allzu sehr, und er arbeitet wie immer mit Begeisterung von morgens bis abends. Er benimmt sich manchmal immer noch wie ein Baby. Zuweilen läßt er sich von mir ausschimpfen, wobei ich dieses Privileg natürlich nicht zu sehr ausnutze. Mit einem Wort – er ist derselbe süße Prachtkerl wie eh und je, und trotz seiner

Schwäche für «Ladies» (meist junge Amerikanerinnen, die für zwei oder drei Wochen nach Mexiko kommen und denen er stets bereitwillig seine Fresken außerhalb von Mexiko-Stadt zeigt) ist er, wie Du weißt, ein lieber, braver Junge.

Gut, Darling, ich denke, dieser Brief ist für meine Verhältnisse schon eine Zeitschrift. In Anbetracht meiner momentanen schlechten Stimmung wegen der Schmerzen in meinem Fuß habe ich Dir so viel erzählt, wie ich konnte. Ich werde diesen Brief heute wegschicken, per Luftpost, damit Du ein bißchen etwas über diese furchtbare Person erfährst.

Liebe Grüße an Dimi, und wenn Du heute abend ins Bett gehst, dann streiche Dir liebevoll über den Bauch und stell Dir vor, ich wäre es, die ihr zukünftiges Patenkind streichelt. Ich bin sicher, daß es ein Mädchen wird, ein kleines süßes niedliches Mädchen mit den besten Erbanlagen von Lucy und Dimi. Falls ich mich irre und es ein Junge wird, bin ich natürlich genauso stolz. Egal ob Junge oder Mädchen, ich werde es lieben, als ob es das Kind wäre, das ich in Detroit erwartet habe.

Liebe Grüße an Ella und Boit. Sag ihnen, daß ich sie trotz meines Schweigens genauso liebe wie immer. Gib Jay Lovestone einen Kuß, und falls er rot wird, achte gar nicht darauf, mach es einfach in meinem Auftrag.

Ebenfalls liebe Grüße an Suzy und meine herzlichen Glückwünsche zu dem weiteren kleinen Mathematiker, den sie auf die Welt bringen wird. Und eine Bitte… falls Du zufällig irgendwann am Sheridan Square vorbeikommen solltest, geh in die dritte Etage und grüße Jeanne de

Lanux von mir. Lass ein Zettelchen mit einem Lippenstiftkuß für Pierre dort. Wirst Du? O.K. Vielen Dank.

Schreib mir doch öfter. Ich verspreche, zu antworten.

Wie geht's Deinem Vater? Und Deiner Mutter?

Dir alles Liebe, Lucy – sobald wir das Geschlecht des Babys wissen, werde ich ein Geschenk für den zukünftigen Erdenbürger schicken.

Deine Fresken, von denen Du vergangenes Jahr Fotos geschickt hast, sind klasse. Diego fand das auch. Schick uns Fotos von dem neuesten, vergiß es nicht. Danke für Deinen Brief, danke, daß Du an Diego und mich denkst, und dafür, daß Du ein liebes Mädchen bist, das mit einer so reinen, wunderbaren Begeisterung Kinder haben will. Diego sendet Euch beiden herzliche Grüße und *un abrazote de felicitación por el futuro niño.*

Frida

1 Vermerk hinter dem Datum: «(Der letzte Brief, den ich je von Frida bekommen habe!)»

Brief an Nickolas Muray

27. Februar 1939

Mein geliebter Nick,
Nach so vielen Tagen des Wartens bekam ich heute morgen Deinen Brief. Ich war so glücklich, daß ich zu weinen begann, bevor ich ihn las. Mein Junge, ich darf mich wahrhaftig über nichts beklagen, was mir im Leben widerfährt, solange Du mich liebst und ich Dich. Diese Liebe ist so wahrhaftig und schön, daß sie mich alles Leid und alle Probleme vergessen läßt, sogar die Trennung. Durch Deine Worte bin ich Dir so nah, daß ich Dein Lachen spüren kann, dieses so ehrliche und offene Lächeln, das nur Du hast. Ich zähle die Tage bis zu meiner Rückkehr. Ein Monat noch! Dann sind wir wieder zusammen...

Mein Liebling, ich muß sagen, daß Du Dich schlecht benommen hast. Warum hast Du mir diesen Scheck über 400 Dollar geschickt? Deinen Freund «Smith» gibt es doch gar nicht. Es war eine sehr nette Geste, aber sag ihm, daß ich seinen Scheck nicht anrühren werde, bevor ich wieder in New York bin. Dort werden wir über die Angelegenheit reden. Mein Nick, Du bist der liebste Mensch, den ich je kennengelernt habe. Aber hör zu, mein Liebster, ich brauche wirklich kein Geld im

---

Frida Kahlo und der ungarische Fotograf Nickolas Muray lernten sich 1938 in Mexiko kennen. Er half ihr bei der Ausstellung in Julien Levys Galerie in New York, und von Ende 1938 bis April 1939 verband die beiden eine leidenschaftliche Liebesaffäre.

Moment. Ich habe noch ein bißchen was aus Mexiko, und außerdem bin ich eine schwerreiche Frau, wußtest Du das? Es reicht noch für einen Monat. Das Ticket für die Rückreise habe ich schon. Es ist alles unter Kontrolle, mein Liebster, so daß es wirklich nicht nötig ist, daß Du zusätzliche Ausgaben hast... Wie dem auch sei, Du kannst Dir nicht vorstellen, wie dankbar ich Dir für Deine Hilfsbereitschaft bin. Ich finde keine Worte, um Dir die Freude darüber zu beschreiben, daß Du mich glücklich machen wolltest und daß Du so gutherzig und liebenswert bist... Mein Geliebter, mein Himmel, mein Nick, mein Leben, mein Kind, ich bete Dich an.

Durch die Krankheit habe ich an Gewicht verloren. Wenn ich wiederkomme, wirst Du einmal pusten und... schon werde ich nach oben geweht bis zum fünften Stock des Hotels La Salle! Hör mal, mein Junge, berührst Du auch jeden Tag dieses Feuerschutzdings am Treppenabsatz? Vergiß nicht, es jeden Tag zu tun. Vergiß auch nicht, auf dem kleinen Kissen zu schlafen – es gefällt mir so gut. Küsse niemanden, während Du Hinweisschilder und Straßennamen liest. Geh mit niemandem in unserem Central Park spazieren. Der gehört nur Nick und Xóchitl... Küsse niemanden auf dem Sofa in Deinem Studio. Blanche Heys ist die einzige, die Deinen Nacken massieren darf. Nur Mam darfst Du so viel küssen, wie Du willst. Schlafe mit niemandem, wenn Du es vermeiden kannst. Mach es nur, falls Du ein wahres F.W. *[«fucking wonder»]* triffst, aber verliebe Dich nicht. Spiel ab und zu mit der Modelleisenbahn, wenn Du nach der Arbeit noch nicht müde genug bist. Wie geht es Joe Jinks? Wie geht es dem Mann, der Dich zweimal in der Woche massiert? Ich hasse ihn ein wenig, weil er Dich viele Stunden von mir ferngehalten hat. Warst Du oft fechten? Wie geht es Georgio?

Warum sagst Du, daß Deine Reise nach Hollywood nur halbwegs erfolgreich war? Erzähl mir darüber. Mein Liebling, wenn Du es umgehen kannst, arbeite nicht so viel, denn davon bekommst Du nur Nacken- und Rückenschmerzen. Sag Mam, sie soll auf Dich aufpassen und darauf achten, daß Du Dich ausruhst, wenn Du müde bist. Sag ihr, daß ich sehr verliebt in Dich bin, daß Du mein Liebster und mein Geliebter bist und daß sie Dich mehr lieben muß als je zuvor, solange ich nicht da bin, um Dich glücklich zu machen.

Quält Dich Dein Nacken sehr? Ich schicke Dir Millionen von Küssen für Deinen schönen Nacken, damit es ihm besser geht, und all meine Zärtlichkeit und Liebkosungen für Deinen Körper, von oben bis unten. Aus der Ferne küsse ich jeden einzelnen Zentimeter.

Spiele oft die Platte von Maxine Sullivan auf dem Grammophon. Ich werde bei Dir sein, wenn Du ihre Stimme hörst. Ich sehe Dich vor mir, wie Du dort in Deinem weißen Umhang auf dem blauen Sofa liegst. Ich sehe, wie Du auf die Skulptur am Kamin zielst. Ich sehe ganz deutlich, wie die Sprungfeder in die Luft schießt, und ich höre Dein Lachen, Dein Kinderlachen, wenn Du getroffen hast. Ach, mein liebster Nick, ich verehre Dich so. Ich brauche Dich so sehr, daß mir das Herz weh tut. [...]

Brief an Ella und Bertram Wolfe

Paris, 17. März 1939

Schönste Ella und Boitito, meine wahren Freunde,
Nach zwei Monaten schreibe ich Euch – ja, ich weiß schon, was Ihr wieder sagen werdet: «Diese Chicua ist eine Schlampe!» Aber glaubt mir, diesmal war es nicht so sehr Schlamperei, sondern mein verdammtes Pech. Hier also meine Gründe – triftige Gründe:

1. Seit meiner Ankunft ist wirklich alles schiefgegangen. Meine Ausstellung war nicht organisiert – meine Bilder warteten in aller Seelenruhe beim Zoll auf mich, weil Breton sie noch nicht einmal abgeholt hatte. Ihr habt nicht die leiseste Vorstellung, was Breton und fast die gesamte Surrealistengruppe für erbärmliche Kakerlaken sind. Kurz gesagt – es sind ausgemachte Sch...kerle. Ich werde Euch die Geschichte mit der besagten Ausstellung ganz genau erzählen, wenn wir uns wieder von Angesicht zu Angesicht sehen, denn es ist eine lange und traurige Geschichte. Aber um es kurz zusammenzufassen: Es dauerte anderthalb Monate, bis Zeit, Ort etc. etc. der erwähnten Ausstellung endgültig feststanden. Das alles begleitet von Streitereien, Gerede, Tratsch, Ausfällen und Gequatsche der schlimmsten Sorte. Schließlich schaffte es Marcel Duchamp (der einzige von den Malern und Künstlern hier, der mit beiden Beinen auf der Erde steht und alle Sinne beieinander hat), mit Breton die Ausstellung zu organisieren. Sie wurde am 10. dieses Monats

in der Galerie Pierre Colle eröffnet, von der mir gesagt wurde, daß sie eine der besten hier ist. Beim *«opening»* war unzähliges Volk da. Es gab viele Gratulationen für die Chicua, unter anderem eine kräftige Umarmung von Joan Miró, großes Lob von Kandinsky für meinen Malstil, Glückwünsche von Picasso, Tanguy, Paalen und anderen «Großkopferten» des Surrealismus. Im großen und ganzen kann ich behaupten, daß es ein Erfolg war, und wenn man bedenkt, was für eine illustre Gesellschaft das war (das heißt, was für illustre Glückwünsche), dann finde ich, daß es eine ziemlich gute Sache war.

2. Von den zwei Monaten in Paris habe ich anderthalb im Bett verbracht. (Zehn Tage im Krankenhaus und den Rest im Hause von Marcel Duchamps Frau.) Eines schönen Tages wachte ich auf und hatte einen Bauch wie eine Trommel – ich konnte nicht rülpsen, nicht Pipi machen, gar nichts. Es war, als wäre mein Bauch voller Anarchisten und jeder von ihnen würde in irgendeinen Winkel meiner armen Gedärme eine Bombe legen. Ich fühlte mein letztes Stündlein schlagen, denn ich war sicher, daß *la pelona* [der Tod] mich holen würde. Ich versichere Euch, ich hätte am liebsten den Löffel sofort abgegeben, mit diesen Bauchschmerzen und der traurigen Gewißheit, ganz alleine in diesem fürchterlichen Paris zu sein – diese Stadt ist wie ein Schlag in die Magengrube. Aber als ich dann ins Amerikanische Krankenhaus kam, wo ich Englisch «stammeln» und meinen Zustand schildern konnte, ging es mir schon ein bißchen besser. Zumindest konnte ich sagen: «Entschuldigung, ich habe gerülpst!» (Natürlich passierte das nicht, denn genau das konnte ich nicht – rülpsen. Keine Rede davon.) Erst vor vier Tagen hatte ich das Vergnügen, den ersten Rülpser los-

zulassen, und seit jenem glücklichen Tag geht es mir besser. Der Grund für den Anarchistenaufstand in meinem Bauch war der, daß er voller Kolibazillen war. Diese widerlichen Dinger wollten sich über die zulässigen Grenzen ihrer Betriebsamkeit hinwegsetzen und beschlossen, einen kleinen Ausflug in die Blase und die Nieren zu unternehmen. Sie heizten mir ordentlich ein, denn sie veranstalteten eine Höllenparty in meinen Nieren, und fast hätten sie mich ins Leichenschauhaus befördert. Jedenfalls habe ich nur noch die Tage gezählt, bis das Fieber herunterging, um ein Schiff Richtung *United States* besteigen zu können, denn hier hatte niemand Verständnis für meinen Zustand, und keiner interessierte sich einen Dreck für mich. Langsam kam ich wieder auf den Damm, und die Freunde der Bretons kamen mich besuchen, und ich habe amüsante, nette Leute kennengelernt. Jetzt werdet Ihr wohl verstehen, daß mir wahrhaftig nicht nach Briefeschreiben zumute war, denn in meinem Bauch und in meinem Kopf ging es wirklich drunter und drüber.

Martin kam mich einige Male im Krankenhaus und hier bei Mary Reynolds besuchen. Das ist Marcel Duchamps Frau, und seit meiner Entlassung aus dem Krankenhaus wohne ich bei ihr. Meine Adresse: F.K., c/o Mary Reynolds, 14 Rue Hallé, Paris. Ich habe mich sehr gefreut, Martin zu sehen, weil ich mich weniger einsam fühlte. Außerdem kenne ich hier einen Kumpel aus Schulzeiten, Renato Leduc, ein wirklich netter Mensch. Fragt Martin – er wird Euch sagen, was für ein klasse Kumpel Renato ist.

Neulich traf ich den Genossen Leo. Er ist mir sehr sympathisch, und ich finde, er ist ein phantastischer Kerl (ich weiß seinen genauen

Namen nicht, aber Ihr wißt schon, wen ich meine). Heute gerade eben habe ich Andrade und Gorki gesehen. Ich habe Diego bereits wegen der Angelegenheit mit den Genossen von der POUM[1] telegrafiert. Ich glaube schon, daß es in Mexiko klappen wird. Ich warte jetzt auf genaue Meldungen von Diego, damit sich die Ausreise dieser 400 Genossen nach dort drüben endgültig in die Wege leiten läßt. Es würde Euch das Herz brechen, wenn Ihr wüßtet, unter welchen Bedingungen diese armen Menschen leben, die den Konzentrationslagern entkommen konnten. Manolo Martínez, der Freund von Rebull, ist gerade hier angekommen. Er hat mir erzählt, daß Rebull als einziger auf der anderen Seite zurückbleiben mußte, weil er seine Frau nicht zurücklassen wollte, die im Sterben liegt. Vielleicht haben sie den Ärmsten bereits erschossen, während ich Euch dies hier schreibe. Diese beschissenen Franzosen haben sich gegenüber den Flüchtlingen verhalten wie Schweine; sie sind Arsch... von der schlimmsten Sorte, die ich je gesehen habe. Diese ganzen verkommenen Leute in Europa widern mich an, und diese lausigen Demokratien sind keinen Pfifferling wert.

Demnächst können wir über alles reden. Bis dahin möchte ich Euch sagen, daß ich Euch sehr vermißt habe, daß ich Euch immer mehr liebe, daß ich mich gut benommen habe und keine Abenteuer, Flirts oder Liebhaber gehabt habe – nichts dergleichen. Daß ich Mexiko vermisse wie noch nie, daß ich Diego mehr liebe als mein Leben, daß ich manchmal auch Nick sehr vermisse, daß ich allmählich ein ernsthafter Mensch werde und vor allem daß ich Euch bis zu unserem Wiedersehen viele, viele Küsse schicke. Teilt ein paar davon gleichmäßig zwischen Jay, Mack, Shiba und allen Freunden auf. Und solltet Ihr ein kleines bißchen Zeit haben, dann besucht Nick und gebt ihm und Mary Sklar ebenfalls ein Küßchen.

Eure Chicua, die Euch nie vergißt,

Frida

Boitito, wie geht es mit dem Buch voran? Arbeitest du viel? Noch etwas Klatsch: Diego hat sich mit der IV. [Internationale] zerstritten und den «kleinen Piepmatz» Trotzki kurzentschlossen aus dem gemachten Nest geworfen. Ich werde Euch die Affäre noch genau schildern. Diego ist völlig im Recht.

1 «Partido Obrero de Unificación Marxista» (Arbeiterpartei der marxistischen Einigung), eine linksradikale spanische Bürgerkriegspartei. Frida Kahlo schildert hier den Versuch, nach der Niederlage der Republikaner die Genossen vor dem Franco-Regime und der französischen Vichy-Regierung in Sicherheit zu bringen.

Brief an eine Freundin in Frankreich

(möglicherweise Jacqueline Breton), ca. April 1939

Seit Du mir an jenem klaren und fernen Tag geschrieben hast, wollte ich Dir erklären, daß ich die Tage nicht hinter mir lassen und gleichzeitig nicht in jene andere Zeit zurückkehren kann. Ich habe Dich nicht vergessen – die Nächte sind lang und schwer.

Das Wasser. Das Schiff, der Pier und die Abfahrt, die Dich so klein werden ließ in meinen Augen, gefangen in jenem runden Fenster, das Du ansahst, um mich in Deinem Herzen zu bewahren.

All das ist so geblieben. Dann kamen die Tage, die Dich nicht kannten. Ich wünschte heute, daß Dich meine Sonne berührte. Ich sage Dir, Deine Tochter ist meine Tochter. Die Marionetten, in ihrem großen Zimmer mit den vielen Fenstern aufgereiht, gehören uns beiden.

Dein ist der *huipil* mit den violetten Bändern. Mein die alten Plätze in Deinem Paris. [...]

Im April 1938 kam Jacqueline Breton mit ihrem Mann, dem surrealistischen Maler André Breton, nach Mexiko. Das Paar wohnte bei Frida und Diego, und Jacqueline und Frida wurden gute Freundinnen. Als sich Frida 1939 wegen der Ausstellung *Mexique* in Paris aufhielt, wohnte sie eine Zeitlang bei den Bretons. Kurz nach ihrer Rückkehr nach Mexiko schrieb sie diesen Brief.

Brief an Nickolas Muray

13. Juni 1939

Lieber Nick,
Ich habe die wunderschöne Fotografie erhalten, die Du mir geschickt hast. Sie gefällt mir noch besser als in New York. Diego sagt, sie sei so schön wie ein Piero de la Francesca. Für mich ist sie mehr: Sie ist ein Schatz. Außerdem wird sie mich immer an jenen Morgen erinnern, als wir im Drugstore des Barbizon Plaza frühstückten und dann in Dein Studio gingen, um Fotos zu machen. Dieses war eines davon, und jetzt habe ich es hier bei mir. Du wirst immer in dem magentafarbenen *rebozo* sein (auf der linken Seite). Tausend Dank, daß Du es mir geschickt hast.

Als ich vor einigen Tagen Deinen Brief erhielt, wußte ich nicht, was ich machen sollte. Ich muß gestehen, daß ich die Tränen nicht zurückhalten konnte. Ich hatte das Gefühl, als sei etwas in meinem Hals steckengeblieben – als hätte ich die ganze Welt verschluckt. Ich weiß immer noch nicht, ob es Trauer, Eifersucht oder Wut war, aber vor allem spürte ich eine große Verzweiflung. Ich habe Deinen Brief oft gelesen, zu oft, glaube ich, und mittlerweile finde ich Dinge darin, die ich anfangs nicht sah. Jetzt verstehe ich alles; es ist völlig klar. Ich möchte Dir nur ganz aufrichtig eines sagen: Du hast im Leben das Beste verdient, das Allerbeste, denn Du bist einer der wenigen Menschen auf dieser beschissenen Welt, die sich selbst treu sind. Das ist das einzige, was wirklich zählt. Ich weiß nicht, wie mich Dein Glück auch nur eine Minute kränken konnte. Mexikanische Mädchen (wie ich) haben manchmal eine so alberne Vorstellung vom Leben! Aber das weißt Du ja, und ich bin sicher, Du wirst mir verzeihen, daß ich mich so dumm benommen habe. Was auch geschehen mag, Du sollst wissen, daß Du für mich immer der Nick bleiben wirst, den ich eines Morgens in der 48. Straße Nummer 18 im Osten von New York kennengelernt habe. Ich habe Diego erzählt, daß Du demnächst heiraten wirst, und er hat es Rose und Miguel (Covarrubias) weitergesagt, als sie neulich bei uns zu Besuch waren. Ich mußte zugeben, daß es stimmt. Es tut mir sehr leid, daß ich es erwähnt habe, ohne Dich vorher zu fragen, ob es in Ordnung ist. Aber jetzt ist es passiert, und ich bitte Dich, mir meine mangelnde Diskretion zu verzeihen.

Ich möchte Dich um einen großen Gefallen bitten: Schicke mir das kleine Kissen mit der Post. Ich will nicht, daß jemand anders es benutzt. Ich verspreche, Dir ein neues zu nähen, aber ich möchte das haben, das unten bei Dir auf dem Sofa am Fenster liegt. Noch etwas: Laß nicht zu, daß «sie» den Feuermelder auf der Treppe berührt (Du weißt schon, welchen). Wenn Du es vermeiden kannst und es nicht zuviel Umstände macht, dann fahre nicht mit ihr nach Coney Island, besonders nicht zum *Half Moon*. Nimm mein Foto vom Kamin und hänge es in Mams Zimmer im Studio auf. Bestimmt gefällt es ihr immer noch so gut. Außerdem ist es unpassend, daß die andere Frau mein Bild in Deiner Wohnung sieht. Ich würde Dir gerne vieles sagen, aber ich finde es nicht richtig, Dir jetzt zur Last zu fallen. Ich hoffe, Du verstehst meine ganzen Wünsche auch ohne Worte...

Was die Briefe angeht, die ich Dir geschrieben habe: Wenn sie Dich stören, dann gib sie Mam. Sie wird sie mir schicken. Ich will auf keinen Fall Dein Leben belasten.

Verzeih mir bitte, daß ich mich wie eine altmodische Verlobte aufführe. Es ist lächerlich von mir, meine Briefe zurückzuverlangen, aber ich mache es Deinetwegen, nicht meinetwegen. Ich denke mir, daß Dich diese Papiere wohl nicht mehr interessieren werden.

Während ich diesen Brief schrieb, hat Rose angerufen und mir erzählt, daß Du bereits geheiratet hast. Ich kann nicht sagen, was ich dabei fühlte. Ich hoffe, Du wirst glücklich, sehr glücklich.

Wenn Du ab und an die Zeit findest, lass mir bitte ein paar Zeilen zukommen, nur um mir zu sagen, wie es Dir geht. Wirst Du...?

Noch einmal vielen Dank für das wunderbare Foto. Danke für Deinen letzten Brief und alle Schätze, die Du mir geschenkt hast.

Es umarmt Dich

Frida

Bitte verzeih, daß ich neulich abends angerufen habe. Ich werde es nicht wieder tun.

Brief an Carlos Chávez

1939

Carlitos,
Hier die Angaben. Ich möchte Dich bitten, sie für mich zu übersetzen, denn wenn ich es mache, wird es ein einziges Kauderwelsch.

Vor zwölf Jahren, während der Rekonvaleszenz von einem Verkehrsunfall, der mich nahezu ein Jahr ans Bett fesselte, habe ich mit dem Malen begonnen. In diesen ganzen Jahren bin ich bei meiner Arbeit stets dem spontanen Impuls meines Gefühls gefolgt. Ich habe nie einer Schule angehört und bin von niemandem beeinflußt. Ich habe mir von meiner Arbeit nichts anderes erhofft als die Befriedigung, die ich allein dadurch erfuhr, zu malen und so das zu formulieren, was ich anders nicht sagen konnte.

Ich habe Porträts und figürliche Kompositionen gemalt, außerdem Werke, in denen Landschaft und Stilleben im Vordergrund stehen. Ohne mich irgendwelchen Vorgaben zu unterwerfen, fand ich in der Malerei zu einem persönlichen Ausdruck. Während zehn Jahren bestand meine Arbeit darin, alles wegzulassen, was nicht den inneren lyrischen Beweggründen entsprang, die mich zum Malen trieben.

Da meine Themen stets um meine Gefühle, meinen Seelenzustand und die inneren Reaktionen kreisten, die das Leben in mir hervorrief, habe ich all dies oft in Selbstbildnissen umgesetzt. Sie waren der ehrlichste und wahrhaftigste Weg, das auszudrücken, was ich in mir und um mich herum empfand.

Im vergangenen Jahr (1938) hatte ich meine erste Ausstellung in der Galerie Julien Levy in New York. Ich zeigte fünfundzwanzig Bilder. Zwölf gingen in die Sammlungen der folgenden Personen über:

Conger Goodyear, N.Y.

Mrs. Sam Lewisohn, N.Y.

Mrs. Claire Luce, N.Y.

Mrs. Solomon Sklar, N.Y.

Mr. Edward G. Robinson, Los Angeles (Hollywood)

Walter Pach

Mr. Edgar Kaufmann, Pittsburgh

Mr. Nickolas Muray, N.Y.

Dr. Roose, N.Y.

und zwei weiteren, an deren Namen ich mich nicht erinnere, aber Julien Levy kann sie Dir nennen. Die Ausstellung fand statt vom 1. bis 15. November 1938.

Danach hatte ich eine Ausstellung in Paris, organisiert von André Breton, die vom 10. bis 15. März 1938 in der Galerie Renou et Colle stattfand. (Die einzigen Ausstellungen, die ich in meinem Leben hatte.)

Meine Arbeit stieß bei den Pariser Kritikern und Künstlern auf Interesse. Der Louvre (Jeu de Paume) erstand eines meiner Gemälde.

Als Referenzen kann ich folgende Personen angeben:

Diego Rivera, Palmas y Altavista, Villa Obregón, D.F., Mexiko

Pablo Picasso, Rue de la Boetie, Paris

Carlos Chávez (erinnere mich nicht an seine Adresse)

Mr. Sam Lewisohn (erinnere mich nicht an seine Adresse)

Marcel Duchamp, 14 Rue Hallé, près du Parc Montsouris

André Breton, 42 Rue Fontaine, 9ème, Paris

Dr. William Valentiner, Direktor des Detroit Museum

Conger Goodyear, Museum of Modern Art.

Ich habe vor, eine Ausstellung in den Vereinigten Staaten zu machen. Ich arbeite zur Zeit an großformatigen Bildern, die viel Arbeit erfordern. Ich brauche Ruhe zum Malen, und ich habe nicht genug «Zaster». Aus diesem Grund bewerbe ich mich um das Guggenheim-Stipendium.

Tausend Dank! Solltest Du weitere Einzelheiten benötigen, ruf mich einfach an. Viele Grüße und eine Umarmung von Frida.

Brief an Dr. Leo Eloesser

Coyoacán, 15. März 1941

Liebster Doctorcito,

Du hast recht, wenn Du denkst, daß ich ein Arschloch bin, nachdem ich Dir nicht einmal geschrieben habe, als wir in Mexicalpán de las Tunas [Mexiko] ankamen, aber Du wirst Dir wohl denken können, daß es keine pure Faulheit von mir war. Bei meiner Ankunft mußte ich einen Haufen von Dingen in Diegos Wohnung herrichten, die total verdreckt und durcheinander war. Dann kam Diego zurück, und Du kannst Dir ja vorstellen, wie man ihn umsorgen muß und wieviel Zeit er für sich in Anspruch nimmt, denn wie immer, wenn er nach Mexiko zurückkommt, hat er in den ersten Tagen furchtbar schlechte Laune, bis er sich wieder an den Lebensrhythmus in diesem ach so gemächlichen Land gewöhnt hat. Diesmal hielt die schlechte Laune mehr als zwei Wochen an, so lange, bis man ihm ein paar wundervolle Götzenfiguren aus Nayarit brachte. Als er sie sah, begann er Mexiko wieder zu mögen. Zudem aß er dieser Tage köstliche Ente in Mole, was mit dazu beitrug, daß er seine Lebensfreude wiederfand. Er hat sich so mit Ente in Mole vollgestopft, daß ich glaubte, er würde sich den Magen verderben, aber Du weißt ja, wie zäh er ist. Nach diesen beiden Ereignissen, den Götzenbildern aus Nayarit und der Ente in Mole, beschloß er, zum Aquarellieren nach Xochimilco hinauszufahren, und mit der Zeit hat sich seine Laune gebessert. Im großen und ganzen verstehe ich ihn gut und gebe ihm recht, wenn er in Mexiko so entmutigt ist, denn um hier zu leben, muß man immer mit ausgefahrenen Stacheln herumlaufen, damit die anderen einen in Ruhe lassen. Hier kostet es einen viel mehr Nerven als in Gringolandia, sich die ganzen Arschlöcher vom Leib zu halten, aus dem einfachen Grund, weil die Leute dort oben einfältiger und formbarer sind, während sich hier alle in den Haaren liegen, um ihren Nächsten «auszutricksen» und hereinzulegen. Außerdem nehmen die Leute Diegos Arbeit immer mit Unmut oder Zurückhaltung auf, und das frustriert ihn am meisten. Kaum ist er zurück, beginnen die Zeitungen über ihn herzufallen. Sie sind so neidisch auf ihn, daß sie ihn am liebsten wie von Zauberhand verschwinden ließen. In Gringolandia hingegen war das anders, selbst bei der Rockefeller-Sache. Man konnte gegen sie kämpfen, ohne mit Dolchstichen in den Rücken rechnen zu müssen. In Kalifornien ist er von allen sehr gut behandelt worden. Sie respektieren jedermanns Arbeit. Hier braucht er nur ein Fresko zu malen, und schon wird er in der nächsten Woche verhöhnt und angespuckt. Das ernüchtert jeden, wie Du sicher verstehen wirst, besonders wenn man so arbeitet wie Diego, der all seine Kraft und Energie aufwendet, ohne der Ansicht zu sein, daß Kunst «heilig» ist oder dieser ganze Schwachsinn. Im Gegenteil – er rackert sich ab wie jeder Maurer. Andererseits – und das ist meine persönliche Meinung – bin ich eher für Mexiko, auch wenn ich um die Vorteile weiß, die die Vereinigten Staaten bei sämtlichen Arbeiten und Vorhaben bieten. Die Gringos mit all ihren guten und schlechten Eigenschaften fallen mir auf die Nerven. Ich finde ihre Lebensweise ziemlich widerlich, ihre Scheinheiligkeit und ihren ekelhaften Puritanismus, ihre protestantischen Sermone, ihre hohen Ansprüche, den Umstand, daß man immerzu *«very decent»* und *«very proper»* sein muß. Ich weiß, daß die Leute hier Diebe, Hurenböcke, Arschlöcher usw. usw. sind. Aber ich weiß nicht warum – selbst bei den größten Schweinereien haben sie noch ein bißchen Sinn für Humor, während die Gringos geborene «Blutsauger» sind, und seien sie noch so wohlerzogen und anständig (?). Außerdem ist mir ihre Art zu leben ein Greuel, diese beschissenen <u>Parties</u>, wo über alles entschieden wird, nachdem man eine Menge harmloser Cocktails zu sich genommen hat (noch nicht einmal anständig

betrinken können sie sich) – vom Verkauf eines Gemäldes bis zur Kriegserklärung, wobei immer darauf geachtet wird, daß der Verkäufer des Gemäldes oder der Kriegserklärer eine *«important»* Persönlichkeit ist. Anderenfalls wird man überhaupt nicht beachtet. Dort oben haben nur die *«important people»* etwas zu sagen, ob sie Schweinehunde sind, tut nichts zur Sache. Ich könnte Dir noch einige Gründe in dieser Art nennen. Du wirst sagen, daß man auch ohne Cocktails und Parties dort oben leben kann, aber dann kommst Du nie zu etwas. Es geht mir auf die Nerven, daß es für jeden in Gringolandia das Wichtigste ist, Ehrgeiz zu haben und *«somebody»* zu sein. Offen gesagt habe ich nicht den geringsten Ehrgeiz, irgend jemand zu sein. Dünkel liegt mir mehr als fern, und es interessiert mich nicht im geringsten, ein «Großkotz» zu sein.
[...]

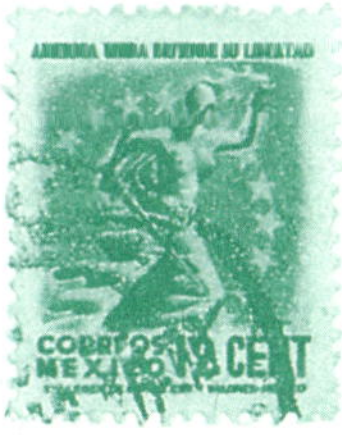

Brief an Dr. Leo Eloesser

Coyoacán, 18. Juli 1941

Liebster Doctorcito,
Was wirst Du wohl von mir sagen – daß ich launischer bin als das Saxophon in einer Jazzband. Kein Dankeschön für Deine Briefe, auch nicht für das Kind[1], über das ich mich so gefreut habe – monatelang kein einziges Wort. Du hast völlig recht, wenn Du auf mich fluchst. Aber Du weißt, daß die Tatsache, daß ich Dir nicht schreibe, nicht bedeutet, daß ich weniger an Dich denke. Du weißt doch, ich habe den Riesenfehler, sogar zu faul zum Schreiben zu sein. Aber glaube mir, ich habe oft an Dich gedacht, und stets in unveränderter Liebe. [...]

Meiner Klaue-Pfote-Fuß geht es besser. Aber mein Allgemeinzustand ist ziemlich besch... Ich glaube, es hängt damit zusammen, daß ich nicht genug esse und viel rauche. Und seltsamerweise trinke ich gar keine großen und kleinen Cocktails mehr. Ich habe Schmerzen im Bauch und fortwährend das Bedürfnis aufzustoßen *(Pardon me, burpted!!)*. Die Verdauung ist völlig durcheinander. Die miese Laune läßt mich jeden Tag mehr *corajuda* werden (im mexikanischen Wortsinn), also nicht in der Bedeutung von «mutig» (spanische Lesart der Sprachakademie) – will heißen, daß ich mich in eine furchtbare Xanthippe verwandle. Wenn es in der Medizin ein Mittel gibt, das Leute wie mich ruhigstellt, dann verschreibe es mir, damit ich es augenblicklich einnehmen kann –

mal sehen, wie es wirkt. Was das Malen angeht, so beschäftige ich mich weiter damit. Ich male nicht viel, aber ich spüre, daß ich etwas lerne und daß ich nicht mehr so unbedarft bin wie früher. Ich soll einige Porträts für den Speisesaal des Nationalpalasts malen (fünf an der Zahl): die fünf herausragendsten Mexikanerinnen in der Geschichte unseres Volkes. Ich bin gerade dabei, zu recherchieren, um was für Kakerlaken es sich bei den besagten Heldinnen handelte, mit was für Visagen sie herumliefen und was sie so umtrieb, damit man sie, wenn ich sie hinkleckse, von den vulgären, gewöhnlichen Frauen Mexikos unterscheiden kann, unter denen es, wenn Du mich fragst, interessantere mit mehr «Biß» gibt als die fraglichen Damen. Falls sich unter Deinen Raritäten ein Wälzer über Doña Josefa Ortíz de Domíngez, Doña Leona Vicario de [unleserlich] oder Sor Juana Inés de la Cruz finden sollte, tu mir den Gefallen und schick mir einige Daten, Fotografien, Kupferstiche etc. über die jeweilige Zeit und ihre hochgepriesenen Vertreterinnen. Mit dieser Arbeit werde ich mir ein paar Pesos verdienen, und damit werde ich mir einigen Krimskrams leisten, der schön anzusehen, anzuhören, anzufühlen ist, und ein paar wunderhübsche Blumentöpfe kaufen, die ich neulich auf dem Markt gesehen habe.

Die Wiederverheiratung funktioniert gut. Wenig Streit, größeres gegenseitiges Verständnis und weniger bohrende Nachforschungen von meiner Seite, was andere Damen betrifft, die plötzlich einen entscheidenden Platz in seinem Herzen einnehmen. Du siehst also, daß ich endlich begriffen habe, daß das Leben *so ist* – alles andere sind Hirngespinste. Wenn es mir gesundheitlich besser ginge, könnte ich mich als glücklich bezeichnen, aber daß ich mich vom Kopf bis zu den Füßen so mitgenommen fühle, bringt manchmal meinen Verstand durcheinander und läßt mich bittere Momente durchleben. *Bye,* kommst Du nicht zu dem Internationalen Medizinerkongreß, der in dieser herrlichen Stadt stattfindet, die man die Stadt der Paläste nennt? Gib Dir einen Ruck und nimm einen Stahlvogel via Zócalo Mexiko. Wie steht's – ja oder ja?

Bring mir viele Luckys oder Chesterfield mit, denn die sind hier ein Luxus, Kumpel. Und ich kann nicht jeden Tag einen Fünfer in Rauch *«affordisieren»*.

Erzähl mir von Deinem Leben – etwas, das mir beweist, daß Du immer daran denkst, daß es für Dich in diesem Land der Indios und der Gringotouristen ein Mädchen gibt, das Dir eine wahre, echte Freundin ist.

Ricardo war ein bißchen eifersüchtig auf Dich, weil ich Dich duze. Aber ich habe ihm alles erklärt, was es zu erklären gibt. Ich liebe ihn so sehr und habe ihm schon gesagt, daß Du es weißt.

Ich höre jetzt auf. Ich muß nach Mexiko fahren, um Pinsel und Farben für morgen zu kaufen, und ich bin schon ziemlich spät dran.

Mal sehen, wann Du mir einen langen, langen Brief schreibst. Grüße an Stack und Ginett und an die Krankenschwestern im Saint Luke's, vor allem an die, die so nett zu mir war, Du weißt schon, welche – mir fällt gerade ihr Name nicht ein. Er beginnt mit M. Bis bald, liebster Doctorcito. Vergiß mich nicht.

Viele Grüße und Küsse von

Frida

Papas Tod war furchtbar für mich. Ich glaube, das ist der Grund, warum sich mein Zustand verschlechtert hat und ich wieder ziemlich abgenommen habe. Weißt Du noch, wie lieb und nett er war?

1 Bezieht sich auf einen in Formaldehyd konservierten Fötus, den der Arzt Frida Kahlo auf ihre Bitte hin schickte. Er ist einer der vielen Föten, die als «Fridas Kinder» im Blauen Haus ausgestellt sind.

Brief an Emmy Lou Packard

Montag, 15. Dezember 1941

Meine süße Emmylucha,
Da bin ich also, nach wie vor von einer verfluchten Grippe aufs Bett geworfen, die sich nicht von mir verabschieden will. Mein Zustand war dermaßen besch...eiden, und darum habe ich Dir nicht geschrieben, meine Süße.

Es hat mich sehr gefreut, daß Du endlich Deine Ausstellung machen kannst. Ich bedaure nur, daß ich beim eigentlichen *opening* keinen «Kennerblick» darauf werfen konnte. Wir hätten ein Gelage veranstaltet, das sogar in Zeiten des Krieges in die Geschichte eingegangen wäre. Seit Du gefahren bist, bin ich wirklich abgehalftert. Ich weiß nicht genau, was zum Teufel mit mir los ist, aber offen gesagt, Kameradin, es geht mir nicht gut. Ich könnte den ganzen Tag schlafen; ich fühle mich wie ein durchgekauter, ausgelutschter Kaugummi. Stell Dir vor, «Bonito», der kleine Papagei, ist gestorben. Ich habe eine kleine Beerdigung mit allem Drum und Dran für ihn veranstaltet, und ich

---

Emmy Lou Packard wurde 1940 Diegos Assistentin, als dieser das Fresko im San Francisco Junior College malte. Emmy Lou und Frida wurden enge Freundinnen. Emmy Lou reiste mit Frida und Diego nach Mexiko, um weiterhin als Diegos Assistentin zu arbeiten. Sie lebte fast ein Jahr bei dem Paar.

habe so geweint – Du weißt doch, wie wunderbar er war. Diego war auch sehr, sehr traurig. «El Caimito», das Äffchen, hatte eine Lungenentzündung und wäre auch fast abgekratzt, aber das «Sulphamidyl» hat ihm geholfen. Deinem kleinen Papagei geht es sehr gut; er ist hier bei mir. Wie geht es Pandy No. 2?

Hör mal, meine Süße, erzähl mir, wie es mit dem Bilderverkauf gelaufen ist und wie du das Publikum in Los Angeles fandest – wirklich lahm oder?

Sag mir, wie es Donald geht, Deinen Eltern, Deiner Schwester und Deiner Rasselbande. Was die Arensbergs betrifft, sag ihnen bitte, daß Kaufmann das Bild «Die Geburt» hat. Es wäre mir sehr lieb, wenn sie «Ich nuckele» kaufen würden, denn sie würden eine Unsumme dafür zahlen – besonders jetzt, wo mein Preis in Nullkommanichts gestiegen ist. Wenn Du die Möglichkeit hast, dann bearbeite sie, aber tu so, als ginge es von Dir aus. Sag ihnen, daß es ein Bild ist, das ich zur selben Zeit gemalt habe wie «Die Geburt», und daß es Dir und Diego sehr gut gefällt. Du weißt doch, welches es ist, oder? Das mit mir und meiner Amme, die mich mit allerbester Milch säugt! Erinnerst Du Dich? Hoffentlich – bring sie dazu, es zu kaufen. Du hast keine Ahnung, wie dringend ich im Moment Moneten brauche. (Sag Ihnen, es kostet 250 Dollar.) Ich schicke Dir eine Fotografie, damit Du es ihnen so ausgiebig anpreisen und forcieren kannst, daß sie sich für dieses «Kunstwerk» interessieren – was, Kleine? Erzähl ihnen auch von dem mit dem «Bett», das sich zur Zeit in New York befindet – vielleicht sind sie daran interessiert. Es ist das mit dem Gerippe obendrauf, erinnerst Du Dich? Das kostet 300 Aguilas. Mal sehen, ob Du mir ein bißchen Auftrieb geben kannst, meine Süße, denn wie gesagt, ich brauche den Zaster wirklich dringend.

Diego arbeitet hart an dem Gemälde von Paulette[1] und Nieves[2]. Ich habe Paulette kennengelernt, und ich fand sie netter, als ich dachte.

Wann kommst Du zurück? So viele hier in Coyoacán vermissen Dich schon.

Schreib mir ab und zu. Gib Donald und Deinen Eltern Millionen Küsse von mir.

Buten Grüße an die Homolkas, und sag ihnen, sie sollen lieber wieder hierher kommen. Vergiß mich nicht, meine Süße, und sag mir, ob man Dir nicht mit irgend etwas von hier dienen kann. Wie hübsch hast Du wohl beim *opening* ausgesehen? Erzähl mir viel Klatsch. Denk an die Sache mit den Arensbergs. Diego schickt Dir Küsse und ich Dir mein ganzes Herz.

Deine Frida

1 Die amerikanische Filmschauspielerin Paulette Goddard, der eine Affäre mit Diego Rivera nachgesagt wird.

2 Riveras Lieblingsmodell.

Brief an Bertram und Ella Wolfe

Coyoacán 1944, Mexiko

Liebster Boitito, liebste Ella,

Wenn Ihr diese außergewöhnliche Botschaft bekommt, werdet Ihr denken, daß ich als Auferstandene in diese falsche Welt zurückgekehrt bin oder daß ich einfach so getan habe, als würde «die Jungfrau zu mir sprechen»[1], ohne auch nur einen Gedanken an Euch zu verschwenden, seit wir uns vor drei Jahren in New York das letzte Mal gesehen haben. Denkt, was Ihr wollt, aber auch wenn ich Euch keine einzige Zeile schreibe, seid Ihr immer in meinen Gedanken.

Ich wünsche Euch, daß das kommende Jahr 1944 (auch wenn die Jahreszahl mir nicht zusagt), für *Euch beide* das glücklichste und erfreulichste wird, das Ihr bisher erlebt habt und noch erleben werdet. [...] Gut, Kinder, und jetzt beginnen wir mit der Fragerei: Wie geht es Euch gesundheitlich? Was für ein Leben führt Ihr? Was für «Volk» seht Ihr, und mit wem plaudert Ihr dann und wann?

Denkt Ihr noch daran, daß es in Coyoacán eine hochwohlgeborene, allseits geschätzte Dame gibt, die immer noch nicht von der alten Hu... [dem Tod] geholt worden ist und die stets darauf hofft, Eure geliebten *faces* wiederzusehen, eines Tages, in diesem schönen Land, Tenochtitlán genannt? Sollte das zutreffen, dann schreibt bald, *please,* und berichtet mir *all the* Einzelheiten von Euch, damit mein Herz in trügerische Freude verfällt.

Ich will Euch ohne viel Umschweife «kurz und knapp» [...] berichten, wie es mir nach meiner Wiederverheiratung geht, der zweiten Episode meines Lebens, von der Ihr ja bereits wißt:

Gesundheit: Die übliche Flickerei. Meine Wirbelsäule kann noch ein paar Nähte vertragen.

Liebe: Besser als je zuvor, da gegenseitiges Verständnis zwischen den Gatten herrscht, ohne daß dies auf Kosten der dem entsprechenden Ehepartner jeweils angemessenen Freiheit ginge. Völlige Abschaffung von Eifersucht, heftigen Auseinandersetzungen und Mißverständnissen. Viel Dialektik, basierend auf der früheren Erfahrung. Wie gesagt!

Moneten: Zu wenig, fast Null, aber genug für die nötigsten Ausgaben – Essen, Kleidung, Steuern, Zigaretten und die eine oder andere Flasche alten Tequila «Cuervo» zu 3,50 $ (der Liter).

Arbeit: Zuviel für meinen Elan, denn mittlerweile bin ich Lehrerin in einer Malschule (viel Ruhm, wenig Vergnügen). Um 8 Uhr morgens fange ich an. Um 11 Uhr ist Schluß. Eine halbe Stunde Weg von der Schule nach Hause = 12 Uhr. Ich erledige so ungefähr das, was nötig ist, um einigermaßen «anständig» zu leben: kümmere mich um das Essen, saubere Handtücher, Seife, Tisch decken etc. etc. = ca. 2 Uhr. Was für eine Arbeit! Ich esse, dann Hände waschen und Klappe putzen (meine Zähne und Mund). Bleibt der Nachmittag, um mich der schönen Kunst des Malens zu widmen. Ich male immer nur kleine Bildchen, denn kaum habe ich eines fertig, muß ich es verkaufen, damit ich den «Zaster» für die ganzen monatlichen Ausgaben zusammenbekomme. (Beide Gatten tragen zum Unterhalt des Haushalts bei.) Zu nächtlicher Stunde gehe ich in irgendeinen Film oder in ein verfluchtes Theaterstück, und wenn ich nach Hause komme, schlafe ich wie ein Stein. (Manchmal leide ich an Schlaflosigkeit, und dann benehme ich mich be...sonders gut!!!)

Alkohol: Mit Hilfe meines eisernen Willens habe ich es geschafft, den Alkoholkonsum auf zwei «Gläschen» pro Tag einzuschränken. Nur in seltenen Fällen übersteigt der Genuß diese Menge und verwandelt sich wie durch Hexerei in einen «Vollrausch» mit dem entsprechenden morgendlichen «Kater», aber diese Gelegenheiten sind weder besonders häufig noch folgenreich.

Alles andere ist wie bei jedem anderen auch...

Nach 19 Jahren ist Don Diegos Vaterliebe wiedererwacht, was zur Folge hat, daß die kleine Lupita, *so-called Picos*, seit zwei Jahren bei uns lebt. Ihre immer unter Hochdruck stehende Mutter, die große Lupe, ist nämlich *against* Klein-Lupe explodiert, und diese Ereignisse haben aus mir eine Adoptivmama mit ihrem *adoptive child* gemacht. Ich kann nicht klagen, denn die Kleine ist nett zu Michelangelo[2] und paßt sich mehr oder weniger an ihren Papa an.

Aber nichtsdestotrotz ist mein Leben nicht sehr beneidenswert. Ich kann mich nicht erinnern, daß das Ehepaar Rivera zwischen 1929 und 1944 nicht wenigstens eine weibliche Gesellschafterin in seinem Haus hatte. *Home, sweet home!* Nur die Art der Gesellschaft hat sich verändert – früher war sie näher an der weltlichen Liebe, heute bewegt sie sich in Richtung Tochterliebe. Ihr versteht.

Gut, Kameraden, ich verabschiede mich jetzt. Ich habe Euch so ungefähr mein momentanes Leben erzählt. Ich hoffe, eine Antwort zu bekommen, die diesem unerwarteten, heftigen, heterogenen und fast surrealistischen Brief angemessen ist! Wenn nicht, gibt's ein Donnerwetter!

Eure treue Dienerin

Doña Frida, der Unglücksrabe.

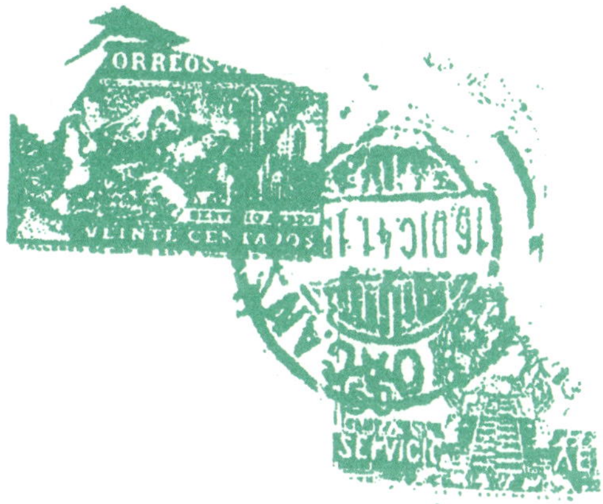

1 «Sich dumm stellen».

2 Spitzname für Frida Kahlo

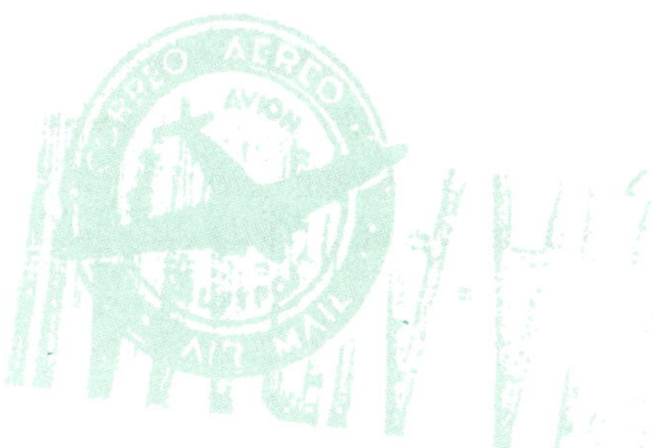

Rede

1945

Moses

Da dies das erste Mal in meinem Leben ist, daß ich vor mehr als drei Personen eines meiner Gemälde zu erklären versuche, mögen Sie mir verzeihen, wenn ich ein bißchen durcheinander und ziemlich nervös bin.

Vor ungefähr zwei Jahren sagte José Domingo einmal zu mir, daß er es gut fände, wenn ich Freuds «Moses» lesen und meine eigene Interpretation des Buches malen würde. Dieses Bild ist das Resultat jenes Gesprächs.

Ich las das Buch nur ein einziges Mal und begann unter dem ersten Eindruck, den es bei mir hinterließ, mit dem Malen. Als ich gestern diese Worte an Sie schrieb, las ich es noch einmal, und ich muß gestehen, daß ich das Bild sehr unvollständig finde und ziemlich weit von einer angemessenen Interpretation der hervorragenden Moses-Analyse Freuds entfernt. Aber nun läßt sich nichts mehr wegnehmen oder hinzufügen, und so rede ich über das Bild, wie Sie es hier vor sich sehen.

Das zentrale Thema ist natürlich Moses oder die Geburt des Helden. Ich habe jedoch die Vorgänge und Bilder, die mich beim Lesen des Buches am stärksten beeindruckt haben, auf meine eigene (sehr konfuse) Weise verallgemeinert. Was meine Vorgehensweise betrifft, so ist es an Ihnen, zu entscheiden, ob ich damit falsch liege oder nicht.

Was ich eindringlicher und klarer darstellen wollte, ist die Erkenntnis, daß der Drang des Menschen, sich Helden und Götter zu schaffen oder vorzustellen, in der puren Angst begründet ist... Angst vor dem Leben und vor dem Tod.

Ich begann mit der Figur des Moses-Knaben. Im Hebräischen heißt Moses soviel wie «der aus dem Wasser Geborgene», und im Ägyptischen bedeutet Moses «Kind». Ich malte ihn, wie er in vielen Legenden beschrieben wird: in einem Binsenkorb ausgesetzt auf einem Fluß treibend. Ich versuchte, dem mit einer Tierhaut bezogenen Korb möglichst das Aussehen eines Uterus zu verleihen, denn laut Freud ist der Korb der preisgegebene Uterus. Das Wasser steht für das Fruchtwasser der Geburt. Um diesen Sachverhalt in den Mittelpunkt zu rücken, malte ich den menschlichen Fötus während der letzten Phase in der Plazenta. Die wie Hände wirkenden Eileiter strecken sich der Welt entgegen.

Dem bereits entwickelten Kind zur Seite stellte ich die Grundlagen seines Werdens, das befruchtete Ei und die sich teilende Zelle.

Freud analysiert auf sehr klare, aber für meine Begriffe sehr komplizierte Weise den wichtigen Umstand, daß Moses kein Jude, sondern Ägypter war. In meinem Bild jedoch fand ich keine Form, ihn als Ägypter oder als Juden darzustellen, und so malte ich einfach einen kleinen Jungen, der ganz allgemein sowohl für Moses steht wie auch für alle anderen, die der Sage nach eine solche Herkunft hatten und später zu bedeutenden Führern ihrer Völker, d.h. zu Helden wurden (die öfter mißbraucht werden als andere, weshalb ich ihn mit dem «allwissenden Auge» ausstattete). Dies ist bei Sargon der Fall, bei Cyrus, Romulus, Paris usw.

Die andere hochinteressante Schlußfolgerung Freuds ist die, daß Moses als Nichtjude dem Volk, das er auserwählte, um es zu führen und zu retten, eine Religion gab, die ebenfalls keine jüdische, sondern eine ägyptische war, und zwar keine geringere als der von Amenhotep IV. bzw. Echnaton wiederbelebte Aton- oder Sonnenkult, der auf die uralte Religion von On (Heliopolis) zurückgeht. Also malte ich die Sonne als Mittelpunkt aller Religionen, als erste Gottheit und als Schöpferin und Bewahrerin des Lebens. Dies ist die Beziehung, in der die drei zentralen Figuren in der Mitte des Bildes zueinander stehen.

Es gab und gibt viele große Gestalten wie Moses, die als Reformer von Religion und Gesellschaft auftraten. Man könnte sie als eine Art Botschafter zwischen den Menschen, die sie führen, und den Göttern bezeichnen, die von ihnen erfunden wurden, um jene führen zu können. Wie Sie wissen, gibt es noch einige dieser Götter. Natürlich hatten nicht alle Platz, und so plazierte ich zu beiden Seiten der Sonne diejenigen, die, ob es Ihnen recht ist oder nicht, in einem direkten Bezug zur Sonne stehen – rechts jene der westlichen und links jene der östlichen Welt.

Der geflügelte assyrische Stier, Amon, Zeus, Osiris, Horus, Jehova, Apollo, der Mond, die Jungfrau Maria, die Göttliche Vorsehung, die Heilige Dreifaltigkeit, Venus und... der Teufel. Auf der linken Seite der Blitzschlag, der Blitzstrahl und die Spur des Blitzes, Huraka, Kukulkan und Gukamatz also. Tlaloc, die herrliche Coatlicue, Mutter aller Gottheiten, Quetzalcoatl, Tezcatlipoca, Centeotl, der chinesische Gott (der Drache) und der Hindugott Brahma. Ein afrikanischer Gott fehlt; ich konnte ihn nicht örtlich begrenzen, aber man kann ein bißchen Platz für ihn freilassen. Ich kann Ihnen nicht über jeden von ihnen etwas erzählen, da mein Wissen über ihren Ursprung, ihre Bedeutung usw. bescheiden ist.

Nachdem ich die Götter, für die ich Platz hatte, in ihrem jeweiligen Himmel gemalt hatte, wollte ich die himmlische Welt der Phantasie und der Poesie von der irdischen Welt der Angst und des Todes abgrenzen. Deshalb malte ich das menschliche und das tierische Skelett, die Sie hier sehen. Die Erde formt ihre Hände zu Schalen, um sie zu schützen. Zwischen dem Tod und der Gruppe der Helden gibt es keine Trennung, denn auch sie müssen sterben, und die großmütige Erde nimmt sie ohne Unterschied zu sich.

Auf derselben Erde, aber als größere Köpfe gemalt, um sie von der großen Masse abzuheben, sind die Helden dargestellt (nur wenige, aber mit Bedacht ausgewählt), Religionsreformer, Religionsgründer, Eroberer, Revolutionäre… die ganz Großen also.

Zur Rechten – und dieser Figur hätte ich beim Malen wesentlich mehr Bedeutung verleihen müssen als allen anderen – sieht man Amenhotep IV., der sich später Echnaton nannte, einen jungen Pharao der Achtzehnten Dynastie (1370–1350 vor Christus). Er verordnete seinen Untertanen eine Religion, die im Gegensatz zu ihren polytheistischen Traditionen stand: Sie war streng monotheistisch, mit Wurzeln, die auf den Kult von On (Heliopolis), den Aton-Glauben, und die mosaische Religion zurückreichten – beides monotheistische Religionen.

Es folgen Christus, Zoroaster, Alexander der Große, Caesar, Mohammed, Luther, Napoleon und Hitler, der verlorene Sohn.

Zur Linken die wunderbare Nefertiti, die Gattin Echnatons. Ich stelle mir vor, daß sie über ihre außergewöhnliche Schönheit hinaus eine in Vergessenheit geratene Weise und hochgelehrte Mitarbeiterin ihres Mannes gewesen sein muß. Dann Buddha, Marx, Freud, Paracelsus, Epikur, Dschingis Khan, Gandhi, Lenin und Stalin. Die Reihenfolge ist ungeordnet, aber ich malte sie nach meinen historischen Kenntnissen, die ebenfalls untergeordnet sind. Zwischen diese und die große Masse malte ich ein Meer aus Blut, um den Krieg darzustellen, unvermeidlich und fruchtbar.

Schließlich dann die mächtige, stets zu gering geachtete Menschenmasse, bestehend aus Gesellen jeglicher Art: Krieger, Pazifisten, Wissenschaftler und Unwissende, Erbauer von Monumenten, Aufständische, Bannerträger, Ordensträger, Wortführer, Verrückte und Gescheite, Fröhliche und Traurige, Gesunde und Kranke, Dichter und Toren und alle anderen, die Sie in diesem riesigen Haufen sehen möchten. Lediglich die ganz im Vordergrund Stehenden sind einigermaßen klar zu erkennen, über die anderen, dort im Gewühl, erfährt man nichts.

Links im Vordergrund befindlich der Mann, der vierfarbige Erbauer (die vier Rassen). Auf der rechten Seite die Mutter, die Schöpferin, mit dem Kind im Arm. Hinter ihnen der Affe. Die beiden Bäume formen zusammen mit dem neuen Leben, das stets aus dem Stamm des Alters keimt, einen Triumphbogen. Unten in der Mitte das, was für Freud und viele andere das Wichtigste ist: die Liebe, repräsentiert durch die Muschel und die Schnecke, die beiden Geschlechter, die von immer neuen, lebendigen Wurzeln umfangen werden.

Das ist alles, was ich Ihnen zu meinem Gemälde sagen kann, aber Fragen und Kommentare jeglicher Art sind erlaubt. Ich werde nicht gekränkt sein. Vielen Dank.

Frida Kahlo

Brief an Bertram und Ella Wolfe

14. Februar 1946

Meine schöne Ella, lieber Boit,
Hier ist wieder der Komet, Doña Frida Kahlo, auch wenn Ihr es nicht glauben werdet! Ich schreibe Euch aus dem Bett, denn seit vier Monaten spielt mir der verschobene Wirbel übel mit. Nachdem ich mittlerweile bei so vielen Ärzten hier im Land gewesen bin, habe ich mich jetzt entschlossen, zu einem Arzt nach New York zu fahren, von dem es heißt, er verstehe sich auf seine Sache wie ein kinderreicher Vater auf die seine. Sämtliche «Knochenflicker» und Orthopäden hier raten zu einer Operation. Ich halte das für sehr gefährlich, denn ich bin abgemagert, erschöpft und völlig am A... In diesem Zustand möchte ich mich nicht operieren lassen, ohne vorher einen «Spitzendoktor» in Gringolandia konsultiert zu haben. Aus diesem Grund möchte ich Euch um einen riesengroßen Gefallen bitten. Folgendes:

Anbei schicke ich Euch eine Kopie meiner Krankengeschichte, der Ihr entnehmen könnt, was ich in diesem beschissenen Leben alles mitgemacht habe. Aber ich möchte Euch darüber hinaus bitten, sie, wenn möglich, Dr. Wilson vorzulegen – das ist der Arzt, den ich dort oben konsultieren will, ein Knochenspezialist. Sein voller Name lautet: Dr. Philip Wilson, 321 East 42nd Street, N.Y.C. Es wäre interessant für mich, folgende Punkte in Erfahrung zu bringen:

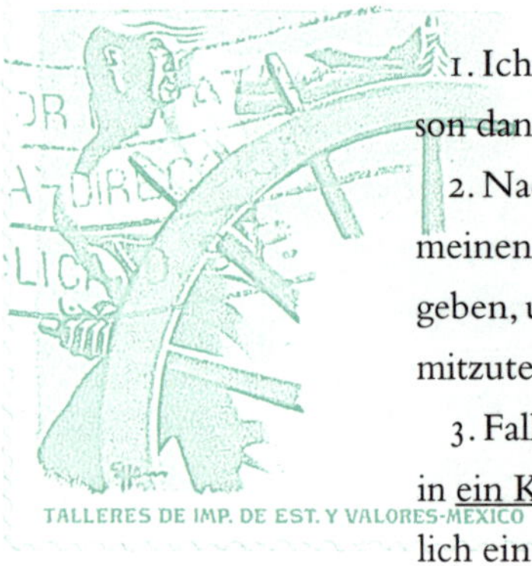

1. Ich könnte gegen Anfang April in die USA kommen. Ist Dr. Wilson dann in New York? Falls nicht – wann könnte ich zu ihm kommen?

2. Nachdem er aus der Krankengeschichte, die Ihr ihm zeigen sollt, meinen Fall so in etwa kennt – wäre er bereit, mir einen Termin zu geben, um mich gründlich zu untersuchen und mir seine Meinung mitzuteilen?

3. Falls er einverstanden ist – hält er es für notwendig, daß ich direkt in ein Krankenhaus gehe, oder kann ich woanders wohnen und lediglich ein paarmal in seine Praxis kommen? (Es ist äußerst wichtig für mich, das alles zu erfahren, denn ich muß mir die Moneten einteilen, die zur Zeit recht spärlich fließen.) *You know what I mean, kids?*

4. Zwecks größerer Klarheit könnt Ihr ihm folgendes mitteilen. Ich war vier Monate bettlägerig und bin sehr schwach und matt. Ich würde im Flugzeug anreisen, um größere Gesundheitsschäden zu vermeiden. Zur Linderung der Beschwerden wird mir ein Korsett angepaßt (ein orthopädisches bzw. ein Gipskorsett). Wie lange wird er seiner Ansicht nach für die Diagnose brauchen, wenn man in Betracht zieht, daß ich bereits Röntgenaufnahmen, Analysen und allen möglichen derartigen «Kram» mitbringe? Es sind 25 Röntgenaufnahmen der Wirbelsäule von 1945 und 25 Röntgenaufnahmen von Wirbel, Bein und Fuß vom Januar 1946. (Wenn dort oben noch weitere gemacht werden müssen, stehe ich zur Verfügung … für jede Unannehmlichkeit!)

5. Versucht ihm klarzumachen, daß ich keine «Millionärin» oder so etwas bin. Vielmehr sieht es in Sachen «Zaster» eher flau aus.

6. SEHR WICHTIG!

Sagt ihm, daß ich mich in seine wundersamen Hände begebe, weil ich nicht nur durch die Ärzte von seinem hervorragenden Ruf erfahren habe, sondern weil er mir in Mexiko von einem Mann namens ARCADY BOYTLER persönlich empfohlen wurde, der Patient bei ihm war und ihn bewundert und verehrt, weil er ihn ebenfalls von einem Rückenwirbelleiden befreite. Sagt ihm, daß Boytler und seine Frau in den höchsten Tönen von ihm gesprochen hätten und daß ich hocherfreut wäre, ihn aufsuchen zu können, da ich wisse, daß die Boytlers ihn hochschätzten und es gut mit mir meinten, indem sie mich an ihn verwiesen.

7. Wenn Euch noch andere Dinge praktischer Natur einfallen sollten (Ihr wißt doch, was für ein dummes Huhn ich bin), wäre ich Euch von ganzem Herzen dankbar, meine geliebten Kinder.

8. Für den Besuch bei Dr. Wilson schicke ich Euch die Summe, die Ihr mir nennt.

9. Ihr könnt ihm so in ungefähr erzählen, was für eine Küchenschabe Euer Kumpel Frida Hinkebein ist. Ich lasse Euch völlig freie Hand, ihm alle möglichen Erklärungen zu geben und mich sogar zu beschreiben (wenn es nötig sein sollte, bittet Nick um ein Foto, damit er weiß, mit was für einem Gesicht ich herumlaufe).

10. Sollte er weitere Angaben haben wollen, dann schreibt mir schnell, damit alles geregelt ist, ehe ich mit beiden Beinen (ob dick oder dünn) ins Fettnäpfchen trete.

11. Sagt ihm, daß ich eine ziemlich geduldige Patientin bin, daß ich mich aber mittlerweile ein bißchen zusammennehmen muß, denn in diesem besch... Leben muß man leiden, aber das lernt man. Außerdem hat mich dieser Haufen von... Jahren be...sonnener werden lassen.

Jetzt noch einige Mitteilungen für Euch, nicht für den lieben Dr. Wilson:

1. Ihr werdet mich ein bißchen verändert finden. Das Liegen macht mich lethargisch, ebenso die Gewichtsabnahme, und durch die Beschwerden bin ich ziemlich melancholisch.

2. Das Eheleben funktioniert sehr gut. Alles wird anders, und mittlerweile nehme ich alles ruhiger und gefaßter.

Ich liebe Euch nach wie vor sehr und hoffe, Ihr mich auch. Irre ich mich?

Solange aber vernehme ich herzlichste Grüße aus Eurem Munde. Bitte schreibt mir bald wegen dieser dringenden Angelegenheit. Viele, viele Küsse und allerherzlichsten Dank von Eurem Riesenkumpel

Frida

Grüße an alle meine Freunde.

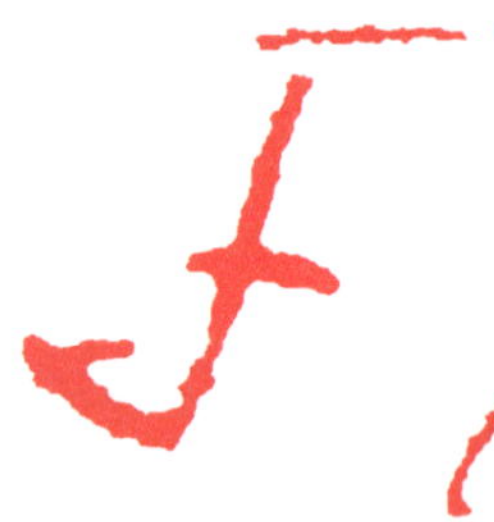

Gedicht für Lina und Arcady Boytler

3. Mai 1946

Hiermit schenk ich Euch mein Bild,
es soll vor Euch stehen
jeden Tag und jede Nacht,
die ohne mich vergehen.

Traurigkeit ist stets
in all meinen Bildern enthalten.
Doch so ist es meine Art:
lasse nie Zurückhaltung walten.
Es ist jedoch auch Freude
in meinem Herzen drin,
denn ich weiß, Arcady und Lina
lieben mich, so wie ich bin.

Nehmt dieses kleine Bild
in Zärtlichkeit gemalt
zum Dank für Eure Liebe
und Eure herzliche Art.

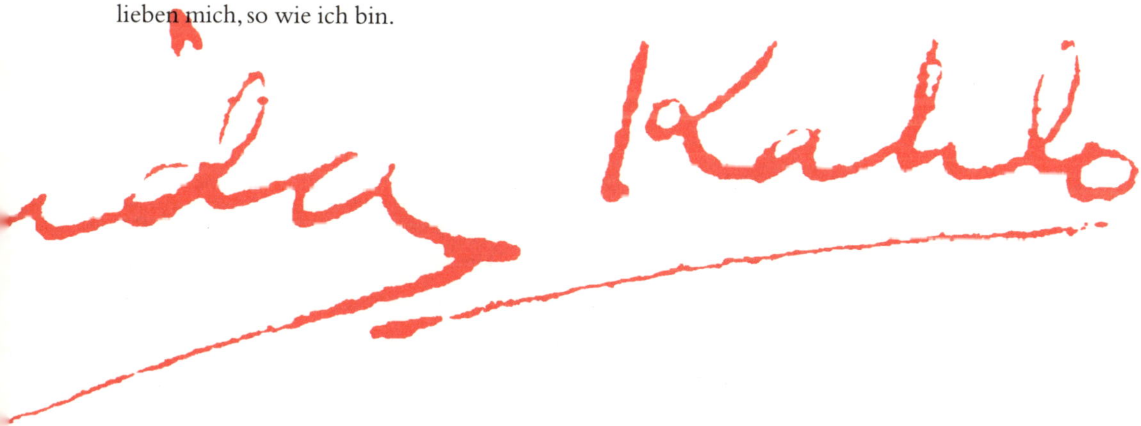

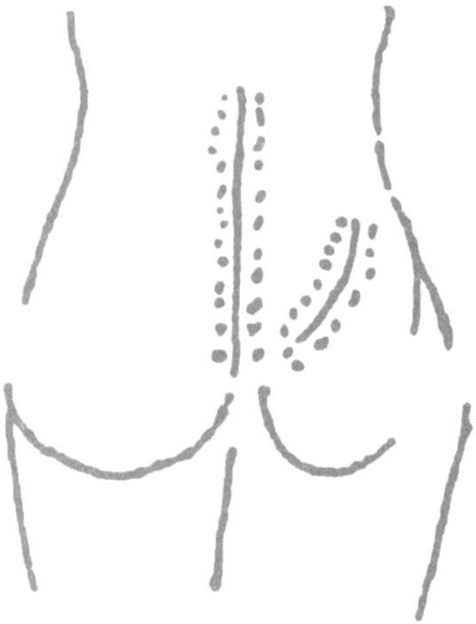

Brief an Alejandro Gómez Arias

New York, 30. Juni 1946

Alex-Darling,
Ich darf nicht viel schreiben, aber ich will Dir nur kurz mitteilen, daß ich *the big* Operation schon hinter mir habe. Vor drei *weeks* haben sie an den Knochen herumgeschnitten. Diese Behandlung ist so wundervoll und mein *body* so voller Vitalität, daß sie mich heute schon für zwei Minütchen auf meine armseligen *feet* gestellt haben. Ich kann es selbst nicht *believen*. Die *first* beiden Wochen habe ich sehr gelitten und viel geweint – diese Schmerzen wünsche ich *nobody*. Sie sind *buten* durchdringend und bösartig, aber diese Woche ist es nicht mehr so zum Heulen, und mit Hilfe von Tabletten habe ich es einigermaßen gut überstanden. Ich habe am Rücken zwei große Narben in *this* Form.

Hier [Pfeil zur Zeichnung] haben sie Knochenstückchen aus dem Becken entnommen, um sie in die Wirbelsäule zu implantieren. Die Narbe ist nicht so häßlich und verläuft gerader. Fünf Wirbel waren beschädigt, aber jetzt werden sie kerzengerade sein. *The* Übel ist nur, daß es lange dauert, bis der Knochen richtig angewachsen ist, und so muß ich noch sechs Wochen im Bett liegen, ehe ich entlassen werde und aus dieser fürchterlichen Stadt in mein geliebtes Coyoacán abhauen kann. Wie geht es Dir? *Please* schreibe mir und schicke mir *one* kleines Büchlein. *Please don't forget me.* Wie geht es Deiner Mama? Alex, laß mich in diesem verfluchten Krankenhaus nicht ganz allein und schreibe mir. Cristi langweilt sich ganz furchtbar, und wir vergehen fast vor Hitze. Es ist so enorm heiß, daß wir uns keinen Rat mehr wissen. Was gibt's Neues in Mexiko? Wie geht's meinen Leuten da unten?

Erzähle mir von allen und besonders von Dir.

Deine F.

Ich sende Dir *buten* Liebe und viele Küsse.

Ich habe Deinen Brief bekommen. Er hat mich so aufgemuntert!

Vergiß mich nicht.

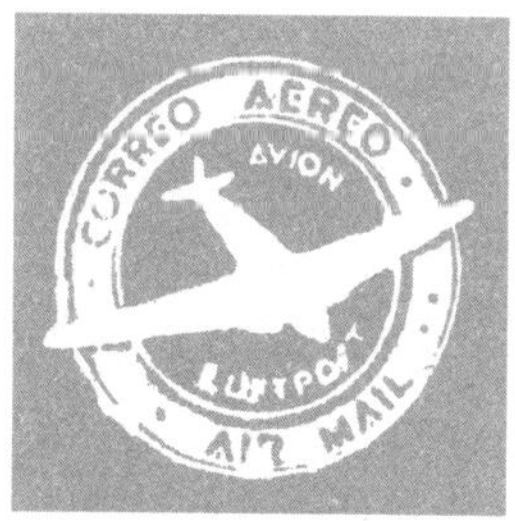

Brief an Ella Wolfe

Coyoacán, 23. Okt. '46

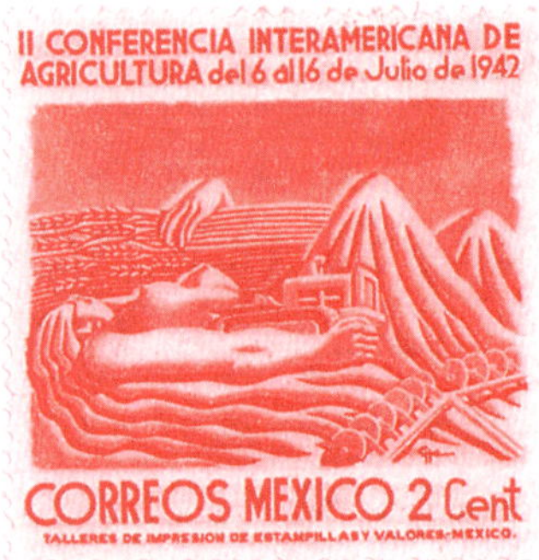

Meine herzallerliebste Ella,
Du wirst erstaunt sein, daß dieses faule, nichtsnutzige Mädchen Dir schreibt, aber Du weißt ja, daß ich Dich auf jeden Fall sehr liebe – Briefe hin oder her. Hier gibt es keine großen Neuigkeiten. Mir geht es besser, ich male schon wieder (ein wirklich beschissenes Bild), aber immerhin besser als nichts. Diego arbeitet wie immer – doppelt soviel. Seit dem Streit mit Boitito hat es in diesem Haus keine hitzigen Auseinandersetzungen mehr gegeben. Sein Ärger ist verflogen, und ich glaube, daß es gut für die beiden war, ihren Herzen Luft zu machen. Wie geht es Boit? Und Sylvia? (Meine Is sind mir aus der Reihe getanzt.) Gib Boit, Jimmy, Sylvia und Rosita viele Küsse von mir und allen Freunden, die Michelangelo nicht vergessen haben.

Ich möchte Dich um einen Riesengefallen bitten, so groß wie die Pyramide von Teotihuacán. Wärst Du so lieb? Ich werde Bartolí[1] an Deine Adresse schreiben, damit Du die Briefe an seinen jeweiligen Aufenthaltsort weiterleiten kannst oder sie aufbewahrst, um sie ihm eigenhändig zu übergeben, wenn er in New York vorbeikommt. Bei allem, was Dir lieb ist im Leben – gib sie nicht aus der Hand, es sei denn, direkt an ihn. *You know what I mean, kid!* Wenn Du es einrichten könntest, würde ich es vorziehen, wenn auch Boitito nichts davon erfährt, denn es ist besser, wenn Du mein Geheimnis ganz allein für Dich behältst, verstehst Du? Hier weiß niemand etwas – nur Cristi, Enrique, Du, ich und der fragliche junge Mann wissen, worum es geht. Wenn Du mich in Deinen Briefen etwas über ihn fragen möchtest, dann verwende den Namen SONJA – verstanden? Bitte erzähle mir, wie es ihm geht, was er macht, ob er glücklich ist, ob er gut auf sich achtgibt usw.

Nicht einmal Sylvia weiß von etwas, also tratsche die Sache bitte bei keinem aus.

Dir kann ich es ja sagen, daß ich ihn aufrichtig liebe und daß er der einzige Grund ist, weswegen ich wieder Freude am Leben habe. Erzähle ihm nur Gutes von mir, damit er glücklich ist und weiß, daß ich, wenn schon kein guter Mensch, so doch einigermaßen in Ordnung bin. Bitte zerreiße diesen Brief, sobald Du alles in Erfahrung gebracht hast, was Du glaubst mir über diesen wunderbaren jungen Mann erzählen zu können.

Millionen Küsse und alles Liebe

Frieda

Vergiß nicht, diesen Brief zu zerreißen, um Mißverständnissen vorzubeugen. Versprochen?

1 Josep Bartolí, ein Maler aus Barcelona, der von 1942 bis 1946 in Mexiko lebte.

Brief an Carlos Chávez

Coyoacán, 25. März 1947

Mein süßer Carlitos,
Es ist schwierig, Dich telefonisch in Deinem Büro zu erreichen, und ich will Dich nicht zu Hause belästigen, in den einzigen Stunden, die Dir zur Erholung bleiben. (Deshalb schreibe ich Dir diesen heimtückischen Brief.) Gestern habe ich Diego gesehen, und er sagte mir, daß Du ihn vor ein paar Tagen besucht hast, worüber er sich sehr gefreut hat.

Hör mal, Bruder, er erzählte mir auch, daß Du ihm zugesichert hättest, mein Bild «Die zwei Fridas» für das Museum zu kaufen, und daß Du außerdem das Bild «Die Rettiche» haben willst, das sich zur Zeit in der Galerie Gabriel Orendain befindet.

Eigentlich würde ich am liebsten gar nicht über die Sache sprechen, aber es geht um mein Bild. Gestern bei unserem Treffen erzählte Diego mir nämlich, daß er keinen einzigen Peso besitzt, daß er kaum das Krankenhaus bezahlen kann und daß er davon ausgeht, den Arbeitern in Pedregal[1] ihre Löhne nicht auszahlen zu können (am kommenden Samstag). Du kannst Dir vorstellen, wie es mir dabei geht, Diego in dieser ver...lockenden Lage zu wissen! (Ich möchte Dich bitten, falls es Dir möglich ist, den Ankauf der «Zwei Fridas» so zügig wie möglich voranzutreiben – Du würdest mich von einem Riesenproblem befreien.)

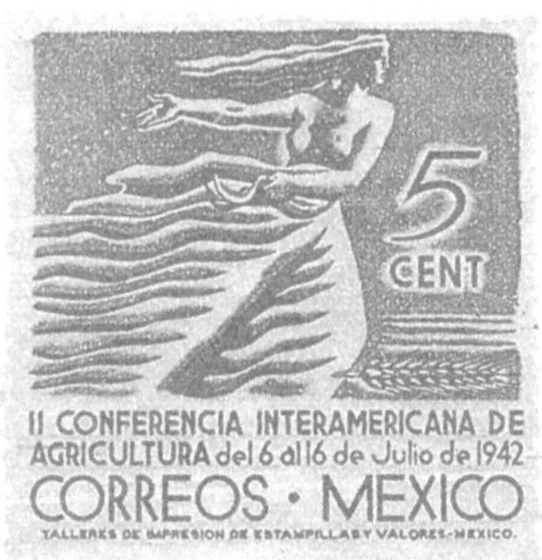

Wenn Dir die ganze Aktion zuviel Umstände macht, dann sag es mir ganz offen und ehrlich, sobald Du dieses Papierchen gelesen hast. In diesem Fall werde ich schnellstmöglich zwei Bilder fertigstellen, die ich begonnen habe, um den Zaster zusammenzubekommen. (Ich weiß nicht, ob ich sie bis Samstag fertig habe, aber wenn nicht, werde ich zusehen, daß ich einen anderen Weg finde, die Moneten für Diego zusammenzubekommen.) Hoffentlich kannst Du etwas ausrichten, denn ich bin am Rande der Verzweiflung.

Tausend Dank, mein Süßer. Du weißt ja, wie sehr Frida Dich liebt.

1 Diego ließ damals Anahuacalli bauen, sein anthropologisches Museum im Distrikt Pedregal nahe Coyoacán.

Brief an Arcady Boytler

31. August 1947

Mein reizender Arcasha,
Ich wollte Dein wunderschönes Bildnis zeichnen, aber es ist mir ein bißchen «furchterregend» geraten, doch wenn die gute Absicht zählt – die ist reichlich vorhanden, ganz abgesehen von meiner ganzen Liebe. Falls Dich das symbolische Auge befremdet, das ich Dir auf die Stirn gemalt habe, so wollte ich damit lediglich bildhaft zum Ausdruck bringen, was Du in Dir trägst, aber selten äußerst: eine blühende Phantasie, Intelligenz und eine genaue Beobachtungsgabe für das Leben. Ist es nicht so? Zu Deinem heutigen Geburtstag und für Dein ganzes Leben wünsche ich Dir viel Glück.

Dein kleiner Hirsch,
Frida

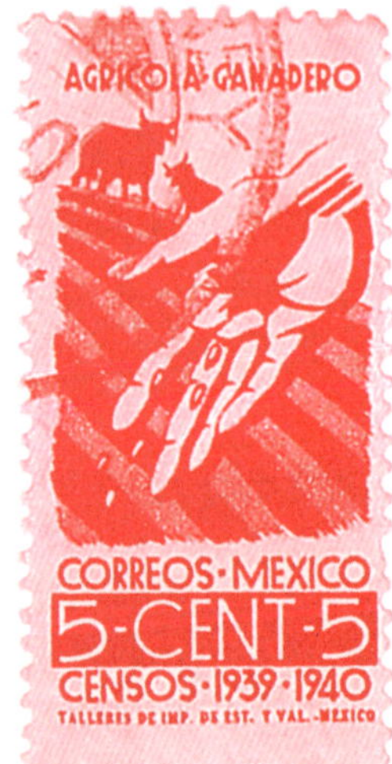

Brief an Miguel Alemán, Präsident von Mexiko

Coyoacán, 20. Oktober 1948

Miguel Alemán:
Dieser Protestbrief, den ich an Sie persönlich richten möchte, entspringt tiefster Entrüstung über den hinterhältigen und entwürdigenden Anschlag, der zur Zeit in diesem Land verübt wird.

Ich beziehe mich auf die unerträgliche und beispiellose Maßnahme, Diego Riveras Wandgemälde im Speisesaal des Hotels del Prado hinter einer Holzvertäfelung zu verstecken, die die Eigner des besagten Hotels zu verantworten haben. Vor einigen Monaten verursachte dieses Gemälde den unverschämtesten und ungerechtesten Angriff auf einen mexikanischen Künstler in der Geschichte Mexikos, weil es den umstrittenen, aber historischen Satz von Ramírez, «dem Nekromanten», wiedergibt.[1] Nach der schmutzigen, arglistigen Presseattacke setzen die Herren Hoteliers ihrer «Heldentat» die Krone auf, indem sie das Fresko mit Holzplatten verschalen. Und es passiert... nichts! Niemand in Mexiko protestiert! Wie man gemeinhin so sagt, läßt man «Gras über die Sache wachsen».

Ich jedoch protestiere und möchte Sie auf die große historische Verantwortung hinweisen, die Ihre Regierung auf sich nimmt, wenn sie zuläßt, daß man dem Volk dieses Landes und dem internationalen Publikum das Werk eines mexikanischen Malers, der weltweit als bedeutendster Vertreter mexikanischer Kultur anerkannt ist, aus sektiererischen, demagogischen und kommerziellen Beweggründen vorenthält, es vor ihm verbirgt.

Diese Art Verbrechen gegen die Kultur eines Landes, gegen das Recht eines jeden Menschen, seine Gedanken zu äußern – solche Mordanschläge auf die Freiheit wurden nur unter Regimes wie jenem Hitlers begangen, sie werden auch heute noch unter Francisco Franco begangen wie in früheren Zeiten während der finsteren und unseligen Epoche der «Heiligen» Inquisition.

Es kann nicht sein, daß Sie – als derzeitiger Vertreter des mexikanischen Volkes, das die demokratischen Freiheiten genießt, die dank der unvergleichlichen Anstrengungen eines Juárez oder eines Morelos und durch das Blut ebendieses Volkes erlangt wurden – zulassen, daß einige wenige Investoren mit Hilfe einiger unredlicher Mexikaner die Worte der Geschichte Mexikos und das Kunstwerk eines mexikanischen Staatsbürgers zudecken, der in der zivilisierten Welt als einer der besten zeitgenössischen Maler gilt.

Schon der Gedanke an einen solchen Affront ist beschämend.

Ich habe mich vertrauensvoll an den Direktor des Instituto Nacional de Bellas Artes gewandt, unseren gemeinsamen Freund Carlos Chávez. Er hat sich sehr eingesetzt und in einem offiziellen Schreiben *Bienes Nacionales* auf den Vorfall aufmerksam gemacht, jene Vereinigung, die anscheinend dafür zuständig ist, Kunstwerke in Konflikten wie dem hier vorliegenden zu schützen.

Doch diese ganzen bürokratischen Bemühungen verlaufen normalerweise im Sande, trotz des guten Willens von Freunden und Beamten.

Mir ist auch bekannt, daß ein künstlerisches Urheberrecht leider nicht gesetzlich garantiert ist, aber Sie als Rechtsanwalt müßten wissen, daß Gesetze stets flexibel waren und sind.

Es gibt etwas, das in keinem Gesetzbuch niedergeschrieben ist: das kulturelle Gewissen der Völker, das nicht zuläßt, daß man aus der Sixtinischen Kapelle von Michelangelo ein Apartmenthaus macht.

Aus diesem Grund wende ich mich an Sie. Ich will ganz deutlich und offen zu Ihnen sprechen, nicht als Ehefrau des Malers Diego Rivera, sondern als Künstlerin und mexikanische Staatsbürgerin, und kraft meines Rechts, das mir diese Staatsbürgerschaft verleiht, frage ich Sie:

Wollen Sie zulassen, daß die von Ihnen selbst erlassene Präsidentialverordnung zum Schutz der Kunstwerke in nationalen Gebäuden (um ein solches handelt es sich beim Hotel del Prado, das dem Verwaltungsministerium gehört, d.h. den staatlichen Beamten, auch wenn «rechtlich» eine fingierte Gesellschaft als Eigentümerin auftritt) von ein paar sektiererischen, klerikalen Unternehmern mit Füßen getreten wird?

Werden Sie als mexikanischer Staatsbürger und vor allem als Präsident Ihres Volkes zulassen, daß die Geschichte verstummt, das Wort, das kulturelle Schaffen, die geistige Botschaft eines mexikanischen Künstlers?

Wollen Sie zulassen, daß die allgemeine Ausdrucks- und Meinungsfreiheit, das Vorrecht eines jeden freien Volkes, zerstört wird?

All das im Namen der Dummheit, der Beschränktheit, der «Austrickserei», des Verrats an der Demokratie?

Ich bitte Sie, sich selbst eine aufrichtige Antwort zu geben und die historische Rolle zu bedenken, die Ihnen als Sachwalter Mexikos in einer Angelegenheit von solcher Tragweite zukommt.

Ihrem Gewissen als Bürger eines demokratischen Landes stelle ich diese Frage.

Sie müssen für diese Sache eintreten, die uns alle betrifft, die wir nicht unter Diktaturen leben, in denen schändliche, zerstörerische Unterdrückung herrscht. Indem Sie für die Kultur eintreten, beweisen Sie den Völkern der Welt, daß Mexiko ein freies Land ist. Daß Mexiko nicht das unkultivierte, wilde Land der Pancho Villas ist. Daß in einem demokratischen Mexiko der Segen des Erzbischofs Martínez genauso respektiert wird wie die historischen Worte des Nekromanten. Daß im monumentalen Treppenhaus des Palacio Nacional Gemälde von Heiligen und der Jungfrau von Guadalupe neben Gemälden revolutionären Inhalts zu sehen sind.

Aus der ganzen Welt sollen sie kommen und sehen, daß man in Mexiko die freie Meinungsäußerung achtet!

Sie haben die Verpflichtung, den zivilisierten Völkern zu demonstrieren, daß Sie nicht käuflich sind, daß wir in Mexiko mit unserem Blut gekämpft haben und weiterhin kämpfen, um das Land von Kolonisatoren zu befreien, ungeachtet dessen, ob sie viele Dollars haben. Dies ist der Moment, nicht lange nach Ausflüchten zu suchen und Ihren Charakter als Mexikaner, als Präsident Ihres Volkes und als freier Mann unter Beweis zu stellen.

Ein Wort von Ihnen an diese Herren Hoteleigner wäre beispielhaft in der Geschichte der Freiheit, die Mexiko errungen hat.

Sie können nicht zulassen, daß mit «Gangster»-Demagogie gegen die Würde Ihres eigenen Dekrets und gegen das Kulturgut des ganzen Landes vorgegangen wird.

Wenn Sie in diesem entscheidenden Moment nicht wie ein echter Mexikaner handeln und ihre eigenen Dekrete und Rechte verteidigen, dann wird die Verbrennung wissenschaftlicher und historischer Bücher folgen, die Zerstörung von Kunstwerken mit Steinen und Feuer, die Vertreibung der freien Menschen außer Landes, Folter, Gefängnisse und Konzentrationslager – und ich versichere Ihnen, daß wir in kürzester Zeit und ohne die geringste Anstrengung einen funkelnagelneuen Faschismus «made in Mexico» haben werden!

Sie haben mich einmal angerufen, aus dem Atelier Diego Riveras übrigens, um mich zu grüßen und mich daran zu erinnern, daß wir Schulkameraden an der Preparatoria waren. Jetzt schreibe ich Ihnen, um Sie zu grüßen und Sie daran zu erinnern, daß wir vor allem Mexikaner sind und daß wir niemandem – schon gar nicht ein paar Yankee-Hoteliers – erlauben dürfen, die mexikanische Kultur, die wichtigste Wurzel des Lebens dieses Landes, zu ersticken und nationale Werte von weltweiter Bedeutung zu verhöhnen und geringzuschätzen, indem aus einem Wandgemälde von universeller Bedeutung ein verkleideter Floh gemacht wird.

Frida Kahlo

1 Das Hotelmanagement verkleidete das Wandgemälde, nachdem es von der katholischen Jugend kritisiert worden war, weil es die Aussage «Gott existiert nicht» enthielt. Rivera hatte den Wortlaut der Originalfassung des «Nekromanten» bereits abgeändert.

Das Hotel wurde bei den Erdbeben im Jahre 1985 zerstört. Heute befindet sich das Wandgemälde in einem eigens erbauten Museum an der Straße entlang des Alameda-Parks.

Porträt Diegos

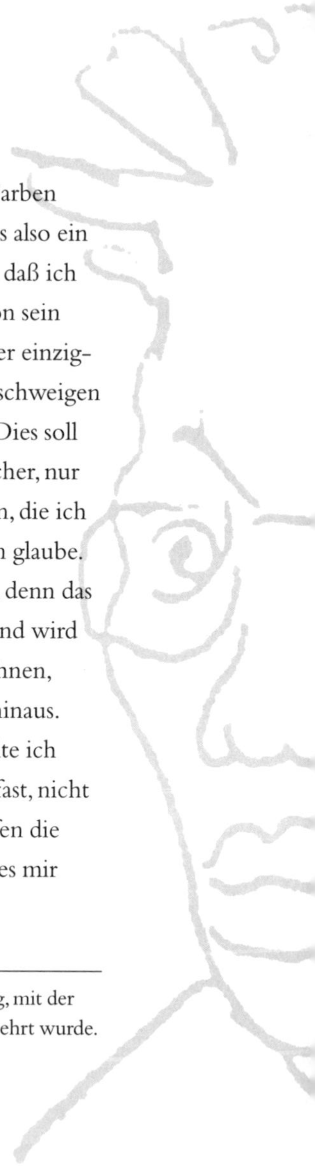

Ich möchte vorausschicken, daß ich dieses Porträt Diegos in Farben malte, mit denen ich nicht vertraut bin: mit Worten. So wird es also ein armseliges Porträt werden. Außerdem liebe ich Diego so sehr, daß ich keine «Beobachterin» seines Lebens, sondern nur ein Teil davon sein kann. Deshalb werde ich womöglich die positiven Seiten seiner einzigartigen Persönlichkeit übertreiben und gleichzeitig das zu verschweigen versuchen, was ihn auch nur im geringsten verletzen könnte. Dies soll kein bibliographischer Bericht werden – ich halte es für ehrlicher, nur über den Diego zu schreiben, den ich in diesen zwanzig Jahren, die ich in seiner Nähe gelebt habe, ein wenig kennengelernt zu haben glaube. Ich werde von Diego nicht als von einem Ehemann sprechen, denn das wäre lächerlich. Diego war nie irgend jemandes «Ehemann» und wird es niemals sein. Ich werde ihn auch nicht als Geliebten bezeichnen, denn sein Wesen reicht weit über die Grenzen des Sexuellen hinaus. Würde ich ihn einen Sohn nennen, dann beschriebe oder malte ich nichts anderes als meine eigenen Gefühle, mein Selbstporträt fast, nicht dasjenige Diegos. Nach diesem Hinweis versuche ich ganz offen die einzige Wahrheit zu sagen: meine Wahrheit, die im Rahmen des mir Möglichen sein Bild skizziert.

Frida Kahlo schrieb diesen Text 1949 für den Katalog einer Ausstellung, mit der Diego Rivera vom Instituto Nacional de Bellas Artes in Mexiko-Stadt geehrt wurde.

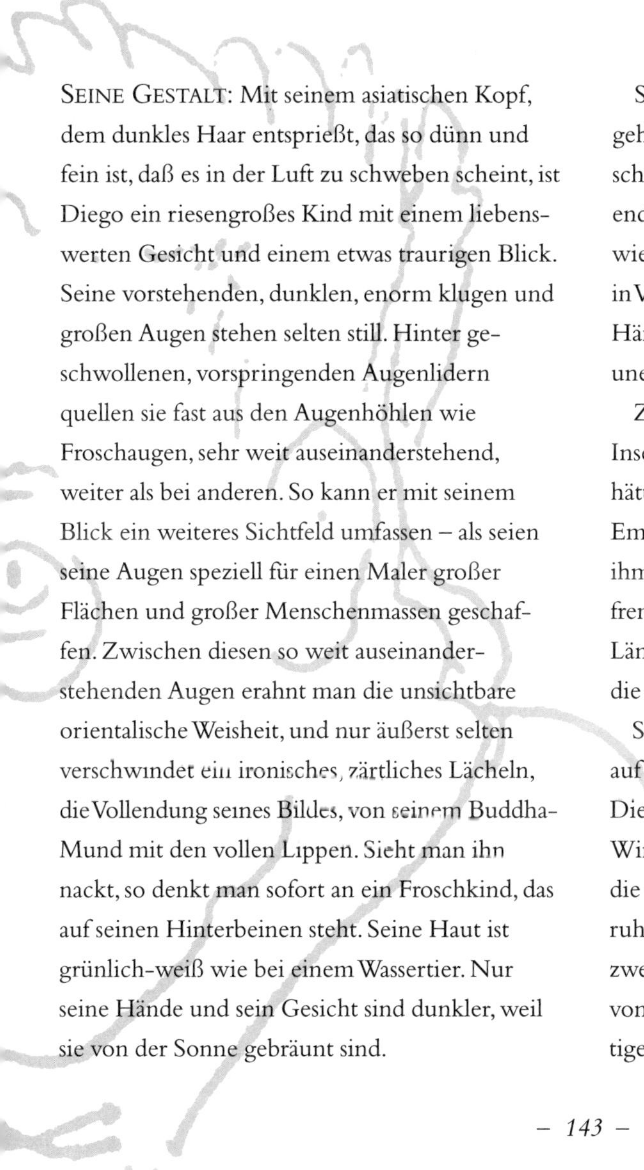

Seine Gestalt: Mit seinem asiatischen Kopf, dem dunkles Haar entsprießt, das so dünn und fein ist, daß es in der Luft zu schweben scheint, ist Diego ein riesengroßes Kind mit einem liebenswerten Gesicht und einem etwas traurigen Blick. Seine vorstehenden, dunklen, enorm klugen und großen Augen stehen selten still. Hinter geschwollenen, vorspringenden Augenlidern quellen sie fast aus den Augenhöhlen wie Froschaugen, sehr weit auseinanderstehend, weiter als bei anderen. So kann er mit seinem Blick ein weiteres Sichtfeld umfassen – als seien seine Augen speziell für einen Maler großer Flächen und großer Menschenmassen geschaffen. Zwischen diesen so weit auseinanderstehenden Augen erahnt man die unsichtbare orientalische Weisheit, und nur äußerst selten verschwindet ein ironisches, zärtliches Lächeln, die Vollendung seines Bildes, von seinem Buddha-Mund mit den vollen Lippen. Sieht man ihn nackt, so denkt man sofort an ein Froschkind, das auf seinen Hinterbeinen steht. Seine Haut ist grünlich-weiß wie bei einem Wassertier. Nur seine Hände und sein Gesicht sind dunkler, weil sie von der Sonne gebräunt sind.

Seine kindlichen Schultern, schmal und rund, gehen fließend in feminine Arme über, um schließlich in einem Paar herrlicher Hände zu enden, klein und feingliedrig, sensibel und zart, wie Antennen, die mit dem ganzen Universum in Verbindung stehen. Es ist erstaunlich, daß diese Hände so viel gemalt haben und immer noch unermüdlich arbeiten.

Zu seiner Brust ist zu sagen: Wäre er auf jener Insel gestrandet, über die Sappho herrschte, so hätten ihre Kriegerinnen ihn nicht getötet. Die Empfindsamkeit seiner herrlichen Brüste hätte ihm Zutritt verschafft. Doch seine besondere, fremdartige Männlichkeit läßt ihn auch in den Ländern jener Herrscherinnen erwünscht sein, die nach männlicher Liebe dürsten.

Sein enormer, glatter und zärtlicher Leib ruht auf seinen starken, säulengleich schönen Beinen. Diese enden in großen Füßen, die im stumpfen Winkel nach außen weisen, so als wollten sie die ganze Erde umfassen und felsenfest auf ihr ruhen – wie ein vorsintflutliches Wesen, dem zwei- oder dreitausend Jahre vor unserer Zeit von der Taille aufwärts ein Exemplar der künftigen Menschheit entwächst.

Er schläft in einer Embryo-Position, und wenn er wach ist, bewegt er sich mit eleganter Langsamkeit, als lebe er in einer flüssigen Umgebung. Für seine Empfindsamkeit, die sich in seinen Bewegungen ausdrückt, scheint die Luft dichter zu sein als das Wasser.

Diegos Gestalt ist die eines liebenswerten Monsters, das die Urmutter, die antike Maske, die unverzichtbare ewige Materie, die Mutter der Menschen und aller aus der Angst und dem Hunger geborenen Götter, die jene in ihrem Wahn erfanden, das DIE FRAU und damit auch ICH stets in den Armen halten möchte wie ein neugeborenes Kind.

SEIN INNERES: Diego steht außerhalb jeder begrenzten, genau umrissenen persönlichen Beziehung. Widersprüchlich wie alles, was das Leben anregt, ist er ungeheure Zärtlichkeit und gewaltsame Entladung mächtiger, einzigartiger Kräfte zugleich. Man erlebt ihn von innen heraus, wie das in der Erde geborgene Samenkorn, wie die Landschaften.

Einige erwarten wahrscheinlich ein sehr persönliches Porträt Diegos von mir, «weiblich», anekdotisch, unterhaltsam, angereichert mit Klagen und einer gewissen Menge an Klatsch – «anständigem» Klatsch, der sich der jeweiligen Boshaftigkeit der Leser entsprechend interpretieren und verwenden läßt. Möglicherweise erwarten Sie von mir Klagen darüber, «wie sehr man leidet», wenn man mit einem Mann wie Diego zusammenlebt. Doch ich glaube nicht, daß die Ufer eines Flusses leiden, weil sie ihm seinen Lauf lassen, daß die Erde leidet, weil es regnet, daß das Atom leidet, wenn es seine Energie abgibt... für mich hat alles einen natürlichen Ausgleich. Für meine schwierige, dunkle Rolle als Verbündete eines außergewöhnlichen Wesens werde ich ebenso belohnt wie ein grüner Punkt in einer großen Menge von Rot: der Lohn ist das Gleichgewicht. Die Leiden und Freuden, die das Leben in dieser verlogenen Gesellschaft bestimmen, in der ich lebe, sind nicht die meinen. Falls ich Vorbehalte habe und mich die Handlungen anderer, auch jene Diego Riveras, verletzen, bin ich selbst verantwortlich für meine Unfähigkeit, klar zu sehen. Falls ich keine habe, muß ich zugeben, daß es natürlich ist, daß die roten Blutkörperchen ohne den geringsten Vorbehalt gegen die weißen kämpfen [sic] und daß dieses Phänomen nur Gesundheit bedeutet.

Ich werde nicht diejenige sein, die Diegos

unglaubliche Persönlichkeit abwertet, indem ich Unsinn über sein Leben erzähle. Ganz im Gegenteil möchte ich das, was Diego in Wirklichkeit ist, so ausdrücken, wie es seiner würdig ist, mit einer Poesie, über die ich nicht verfüge.

Seine Malerei spricht – sehr beredt – für sich selbst. Mit seiner Funktion als menschlicher Organismus sollen sich die Wissenschaftler befassen. Mit seinem tatkräftigen Wirken für die Umwandlung der Gesellschaft und seinem sachlichen und persönlichen Schaffen all diejenigen, die seine für unsere Zeit nicht zu bemessende Bedeutung ermessen können. Ich aber, die ihn zwanzig Jahre lang habe leben sehen, verfüge nicht über die Mittel, die lebendigen Bilder zu ordnen und zu beschreiben, die schwach, aber doch ergreifend zumindest das Elementarste seiner Erscheinung umreißen könnten. In meiner Ungeschicklichkeit werde ich nur ein paar persönliche Ansichten hervorbringen, das einzige Material, mit dem ich Ihnen dienen kann.

Die tiefen Wurzeln, die äußeren Einflüsse und die wahren Gründe, die Diegos unvergleichliche Persönlichkeit ausmachen, sind so umfassend und komplex, daß meine Beobachtungen kleine Triebe im weitverzweigten Geäst des riesigen Baumes sein werden, der Diego ist. Drei vorrangige Richtungen oder Linien sind es, die ich als grundlegend für sein Porträt erachte: Erstens, daß er ein beharrlich kämpfender Revolutionär ist, dynamisch, außergewöhnlich sensibel und vital; ein unermüdlicher Arbeiter in seinem Metier, das er beherrscht wie kaum ein anderer Maler auf der Welt; ein Mensch mit einer phantastischen Begeisterung für das Leben und dabei stets unzufrieden, daß er nicht mehr hat erfahren, bauen, malen können. Zweitens, daß er ein ewig Neugieriger ist, der unermüdlich allem auf den Grund geht. Und drittens, daß es ihm gänzlich an vorgefertigten Meinungen und deshalb an Glauben mangelt, denn wie Montaigne nimmt Diego an, daß «dort, wo der Zweifel endet, die Dummheit beginnt» und daß derjenige, der an etwas glaubt, die bedingungslose Unterwerfung akzeptiert, den Verzicht auf die Freiheit, den Lauf der Dinge zu analysieren oder zu verändern. Diese wunderbar dialektische, materialistische Lebensauffassung macht Diego revolutionär. Von diesem Dreieck, aus dem heraus sich die übrigen Wesenszüge Diegos entwickeln, geht eine Atmosphäre aus, die alles umhüllt. Diese bewegte Atmosphäre ist die Liebe, jedoch Liebe als generelle Struktur, als eine Schönheit schaffende Bewegung. Ich stelle mir vor, daß die Welt, in der er gerne leben wollte, ein großes Fest wäre, an dem alles und jedes teilnähme – von den Menschen bis hin zu Steinen, Licht und Schatten, alle mit der ihnen eigenen Schönheit und schöpferischen Kraft zusammenwirkend. Ein Fest der Form, der Farbe, der Bewegung, des Klangs, des Verstandes, des Wissens, des Gefühls. Ein sphärisches Fest, verständnis- und liebevoll, das sich über die gesamte Erdoberfläche erstreckte. Um dieses Fest wahrzumachen, kämpft er ohne Unterlaß und setzt alles ein, was er besitzt: seinen Geist, seine Phantasie, seine Worte und Taten. Jeden einzelnen Augenblick kämpft er darum, dem Menschen die Angst und die Dummheit zu nehmen. Für seine tiefe Sehnsucht, dazu beizutragen, die Gesellschaft, in der er lebt, in eine schönere, gesündere, klügere und weniger schmerzliche zu verwandeln, und dafür, daß er seine ganze schöpferische Kraft, seinen konstruktiven Geist, seine tiefe Empfindsamkeit und seine stete Arbeit in den Dienst dieser gesellschaftlichen Revolution stellt, wird Diego fortwährend angegriffen. In diesen zwanzig Jahren habe ich ihn gegen das weitverzweigte Netz negativer Kräfte kämpfen sehen, die seinem Drang nach Freiheit und Veränderung entgegenstehen. Er lebt in einer feindlichen Welt, denn der Feind ist in der Überzahl, doch das schreckt ihn nicht, und solange er lebt, wird aus seinen Händen, seinem Mund und seinem ganzen Wesen immer neue, lebendige, mutige und tiefe Kampfkraft wachsen.

Wie Diego haben bereits alle zuvor gekämpft, die Licht in die Welt brachten; wie sie hat Diego keine «Freunde», sondern Verbündete. Wunderbares entspringt aus ihm – seine brillante Intelligenz, seine fundierte, klare Kenntnis des menschlichen Umfelds, in dem er arbeitet, sein großer Erfahrungsschatz, seine umfassende Bildung, die nicht aus Büchern stammt, sondern induktiv und deduktiv ist, seine Begabung und sein Wunsch, auf den Fundamenten der Realität eine Welt ohne Niedertracht und Verlogenheit zu schaffen. In der Gesellschaft, in der er lebt, sind wir alle seine Verbündeten, die wir wie er die dringende Notwendigkeit erkennen, die falschen Grundlagen der derzeitigen Welt zu zerstören.

Auf die niederträchtigen Anfeindungen, denen er ausgesetzt ist, reagiert Diego stets unbeirrt und mit einem großen Sinn für Humor. Niemals gibt er nach oder weicht zurück: Er stellt sich offen seinen Feinden, von denen die meisten hinterhältig und nur wenige mutig sind. Dabei beruft er sich immer auf die Realität, niemals auf «Illusionen» oder «Ideale». Diese unnachgiebige, rebellische Haltung ist wesentlich für Diego: Sie vervollständigt sein Porträt.

Unter den vielen Dingen, die man über Diego erzählt, sind diese die gängigsten: Man nennt ihn einen Mythomanen, einen Publicity-Süchtigen und, was das lächerlichste ist, einen Millionär. Seine angebliche Mythomanie ist unmittelbar auf seine gewaltige Vorstellungskraft zurückzuführen – das heißt, daß er ebensowenig ein Lügner ist wie die Schriftsteller oder wie Kinder, die noch nicht von der Schule oder ihren Müttern verdummt wurden. Ich habe alle möglichen Lügen von ihm gehört, von ganz harmlosen bis hin zu den kompliziertesten Erzählungen über Personen, die er in erdachte Situationen und Geschehnisse stellt, und dies stets mit einem wunderbaren Sinn für Humor und mit kritischem Verstand. Niemals aber habe ich eine dumme oder banale Lüge von ihm gehört. Indem er lügt oder zu lügen vorgibt, reißt er vielen die Maske herunter, lernt den inneren Mechanismus anderer kennen, die wesentlich unbedarfter lügen als er. Das erstaunlichste an den angeblichen Lügen Diegos ist, daß die in die erfundenen Situationen Verwickelten früher oder später ungehalten sind, nicht wegen der Lüge, sondern wegen des wahren Kerns, der jedesmal ans Tageslicht kommt. Dann beginnt der «Tumult im Hühnerhaus», weil sie sich auf genau jenem Terrain entlarvt sehen, wo sie sich am sichersten wähnten. In Wahrheit ist Diego einer der ganz wenigen, die den radikalen, frontalen und furchtlosen Angriff auf das Gefüge der sogenannten MORAL dieser scheinheiligen Gesellschaft wagen, in der wir leben. Und da die Wahrheit kein Vergehen, aber unbequem ist, können jene, die sich in ihren verborgensten Beweggründen ertappt sehen, nicht anders, als Diego der Lüge oder wenigstens der Übertreibung zu bezichtigen.

Es heißt, er suche Publicity. Ich habe beobachtet, daß vielmehr die anderen versuchen, ihn für ihre eigenen Interessen einzuspannen – mit jesuitischen Methoden, die sie nur mangelhaft beherrschen, denn im allgemeinen geht bei ihnen «der Schuß nach hinten los». Diego braucht keine Publicity und schon gar nicht die, welche ihm in seinem eigenen Land zuteil wird. Seine Arbeit spricht für sich – nicht nur jene

Werte, die er auf mexikanischem Boden schuf, wo man ihn schamlos beleidigt wie nirgendwo sonst, sondern auch jene in allen zivilisierten Ländern der Welt, in denen er als einer der bedeutendsten und genialsten Kulturschaffenden anerkannt wird. Es ist wirklich unglaublich, daß Diego die niederträchtigsten, hinterhältigsten und dümmsten Beleidigungen in seinem eigenen Hause entgegengespien wurden: in Mexiko. Durch die Presse und durch barbarischen Vandalismus hat man versucht, sein Werk zu zerstören, wobei von den unschuldigen Sonnenschirmchen «anständiger» Damen, die scheinheilig und wie im Vorbeigehen seine Gemälde zerkratzen, bis hin zu Säuren und Küchenmessern alles zum Einsatz kam – nicht zu vergessen das gängige Anspucken, das Mittel jener, die so viel Spucke haben, wie es ihnen an Hirn mangelt. Durch Graffiti in den Straßen, deren Wortlaut ein so katholisches Volk beschämen. Durch Gruppen «guterzogener» Jugendlicher, die sein Haus und sein Atelier mit Steinen bewerfen, dabei unersetzliche Werke präkolumbischer mexikanischer Kunst aus Diegos Sammlungen zerstören und nach ihrem «Scherz» davonlaufen. Durch anonyme Briefe (überflüssig, vom Mut ihrer Absender zu sprechen) oder durch das unparteiische Pilatus-Schweigen einflußreicher Persönlichkeiten, die, obwohl zur Wahrung des guten Rufes dieses Landes mit dem Schutz der Kulturgüter betraut, solchen Angriffen auf das Werk eines Mannes, der nicht nur für sich, sondern für alle mit seinem ganzen Genie und seiner einzigartigen schöpferischen Kraft die Freiheit des Ausdrucks zu verteidigen versucht, «keinerlei Bedeutung» beimessen.

All diese offenen und versteckten Machenschaften werden im Namen der Demokratie, der Moral und des *Viva Mexiko!* begangen – manchmal heißt es auch *Im Namen Jesu Christi!* Diese ganze Publicity, die Diego weder sucht noch braucht, beweist zweierlei: daß Diegos Arbeit, sein gesamtes Werk und seine unbestreitbare Persönlichkeit von einer solchen Bedeutung sind, daß sich ihnen auch jene nicht entziehen können, denen er ihre Scheinheiligkeit und ihre karrieristischen, schamlosen Absichten ins Gesicht schleudert. Und sie beweist den erbärmlichen und geschwächten, halb-kolonialen Zustand dieses Landes, in dem 1949 Dinge passieren, die nur im tiefsten Mittelalter, zu Zeiten der Heiligen Inquisition oder während der Machtergreifung

Hitlers hätten passieren können. Sie warten seinen Tod ab, um den Menschen, den wunderbaren Maler, den mutigen Kämpfer und aufrechten Revolutionär zu würdigen. Solange er lebt, werden zahlreiche dieser «Machos»[1], die ihr Wissen aus billigen Schmähschriften beziehen, fortfahren, sein Haus mit Steinen zu bewerfen und ihn anonym oder in der Presse seines eigenen oder anderer Länder zu verunglimpfen, und noch mehr doppelzüngige «Machos» werden ihre Hände in Unschuld waschen und, eingehüllt in die Fahne der Vorsicht, die Geschichte machen lassen.

Und einen Millionär nennt man ihn... Die einzige Wahrheit über Diegos Millionen ist folgende: Da er Kunsthandwerker und kein Proletarier ist, besitzt er die nötigen Produktions-, d.h. Arbeitswerkzeuge, ein Haus, in dem er lebt, Kleider zum Anziehen und einen kleinen, klapprigen Lastwagen, den er so nötig braucht wie ein Schneider die Schere. Sein Schatz ist eine Sammlung herrlicher Skulpturen, Juwelen indigener Kunst – das Herz des wahren Mexiko –, die er unter unsäglichen finanziellen Opfern in mehr als dreißig Jahren zusammenbringen konnte, um sie in einem Museum zu präsentieren, an dem er seit sieben Jahren baut. Dieses Unternehmen hat er aus eigener schöpferischer und finanzieller Kraft ins Leben gerufen, das heißt, mit seinem wunderbaren Talent und mit dem, was man ihm für seine Gemälde gezahlt hat. Er wird es seinem Land schenken und Mexiko damit die reichste Quelle an Schönheit übereignen, die es je gab – ein Geschenk an die Mexikaner, die Augen haben, zu sehen, und Ursache unermeßlicher Bewunderung für Fremde. Darüber hinaus gehört ihm, finanziell gesehen, nichts; er besitzt nichts als seine Arbeitskraft. Vergangenes Jahr hatte er nach einer Lungenentzündung nicht genug Geld für die Krankenhausrechnung. Noch während der Rekonvaleszenz begann er zu malen, um die Lebenshaltungskosten und die Löhne für die Arbeiter aufbringen zu können, die – wie in den Zünften der Renaissance – mit ihm zusammenarbeiten, um das herrliche Bauwerk im Pedregal zu errichten.

Aber die Beleidigungen und Angriffe fechten Diego nicht an. Sie sind Teil der gesellschaftlichen Phänomene einer dekadenten Welt, mehr nicht. Ihm bleibt weiterhin das Interesse und das Staunen über das Leben an sich. Alles Schöne überrascht ihn, doch nichts enttäuscht oder schreckt ihn, denn er weiß um den dialektischen Mechanismus von Erscheinungen und Sachverhalten.

Als scharfer Beobachter hat er einen Erfahrungsschatz gewonnen, der es ihm in Einklang mit seiner – wie ich finde – innersten Kenntnis der Dinge und seiner immensen Bildung ermöglicht, den Kern zu enthüllen. Wie ein Chirurg öffnet er, um zu sehen, um das Tiefste und Verborgenste zu entdecken, und findet etwas Wahres, Positives, das die Daseinsumstände und Funktionsweise der Organismen zum Besseren wendet. Deshalb ist Diego weder mutlos noch traurig. Er ist ein Forschender, ein Schaffender und vor allem Architekt von Grund auf. Er ist ein Architekt in seiner Malerei, in seiner Denkweise und in seinem leidenschaftlichen Wunsch, eine harmonische, funktionierende und stabile Gesellschaft zu gestalten. Stets fügt er exakte, mathematische Elemente zusammen, wobei es keine Rolle spielt, ob es sich um ein Bild, ein Haus oder ein Argument handelt. Sein Fundament ist immer die Realität. Die seinen Werken innewohnende Poesie ist die der Zahlen, der lebendigen Quellen der Geschichte. Seine Gesetze sind die unveränderlichen physikalischen Gesetze, die das gesamte Leben der Atome, der Sonnen beherrschen. Ein wunderbarer Beweis für seine geniale Begabung als Architekt sind seine Fresken, die sich mit der Bauweise des Gebäudes, in dem sie sich befinden, und mit der durch dieses vorgegebenen Funktion verbinden und leben.

Das großartige Bauwerk, das er zur Zeit in dem Dorf San Pablo Tepetlapa errichtet, von ihm *Anahuacalli* (Haus des Anáhuac) benannt und dazu bestimmt, seine einzigartige Sammlung antiker mexikanischer Skulpturen aufzunehmen, ist eine Verbindung alter und neuer Formen, eine wunderbare Schöpfung, in der die unvergleichliche Architektur Mexikos fortbestehen und wiederaufleben wird. Es erwächst aus der unglaublich schönen Landschaft des Pedregal wie ein riesiger, nach Ajusco gerichteter Kaktus, schmucklos und elegant, mächtig und zart, alt und ewig. Mit den Stimmen von Jahrhunderten und Tagen schreit es aus dem Inneren seines vulkanischen Gesteins: Mexiko lebt! Wie [die Göttin] Coatlicue umfaßt es Leben und Tod; wie in die herrliche Gegend, in der es steht, fügt es sich mit der Beständigkeit einer lebendigen, überdauernden Pflanze in die Erde ein.

Da Diego ständig arbeitet, kann man das

Leben, das er führt, nicht als normal bezeichnen. Seine Tatkraft sprengt Uhren und Kalender. Da er unermüdlich mit der Planung und Realisierung seines Werkes beschäftigt ist, fehlt ihm eindeutig die Zeit, um zu kämpfen. Er erzeugt und greift Wellen auf, die nur schwerlich mit anderen vergleichbar sind, doch obwohl seine Erkenntnisse und deren kreative Umsetzung so umfassend und großartig sind, stellt ihn das Ergebnis nie zufrieden. Die Bilder und Gedanken durchströmen sein Gehirn in einem außergewöhnlichen Rhythmus – daher rühren seine unbegrenzte Aufnahmefähigkeit und sein unbezähmbarer Schaffensdrang. Dieser Mechanismus macht ihn entscheidungsschwach. Seine Unentschlossenheit ist jedoch nur oberflächlich, denn mit festem, planvollem Willen erreicht er letzten Endes das, was er will. Nichts könnte diesen Wesenszug seines Charakters besser veranschaulichen als jene Geschichte, die mir seine Tante Cesarita, die Schwester seiner Mutter, einmal erzählte. Sie erinnerte sich, wie Diego als ganz kleiner Junge ein Geschäft betrat, einen dieser kleinen Kramläden voller Zauber und Überraschungen, an die wir alle mit Wehmut zurückdenken. Mit ein paar Centavos in der Hand stand er vor der Ladentheke und betrachtete immer und immer wieder das ganze Universum, das der Laden barg, während er verzweifelt und wütend schrie: «Was will ich denn bloß?» Der Laden hieß «Die Zukunft», und diese Unentschlossenheit hat Diego sein ganzes Leben lang begleitet. Doch selbst wenn er nur selten eine Wahl trifft, so besitzt er doch eine innere Leitlinie, die unmittelbar ins Zentrum seines Wollens und Wünschens führt.

Seine unendliche Neugier geht mit endlosen Gesprächen einher. Er kann Stunden und Tage ununterbrochen malen und sich währenddessen unterhalten. Er redet und diskutiert über alles, wirklich alles. Wie Walt Whitman freut er sich über jeden, der bereit ist, ihm zuzuhören. Seine Gespräche sind nie langweilig. Seine Aussagen können erstaunen, manchmal verletzen oder auch bewegen, niemals aber hinterlassen sie beim Zuhörer den Eindruck von Sinnlosigkeit oder Leere. Seine Worte sind zutiefst beunruhigend, weil sie lebendig sind und wahr. Die Kompromißlosigkeit seiner Ideen irritiert den, der ihm zuhört, und nimmt ihm die Orientierung, da keine einzige mit den etablierten Verhaltensnormen übereinstimmt. Sie sprengen die Schale, um neue Keime zu treiben, sie verletzen, um neue Zellen entstehen zu lassen.

Für manche – die Stärkeren – sind Diegos Aussagen und ihr Wahrheitsgehalt monströs, sadistisch und grausam; andere – die Schwächeren – fühlen sich gedemütigt und geschlagen. Ihre Verteidigung besteht darin, ihn einen Lügner und Phantasten zu nennen. Sie alle versuchen sich in einer Form zur Wehr zu setzen, die der Abwehrhaltung jener ähnelt, die zum ersten Mal geimpft werden sollen: Sie verlassen sich auf die Hoffnung oder irgend etwas, das sie von der gefährlichen Wahrheit befreien möge. Doch Diego kennt keinen Glauben, keine Hoffnung und keine Barmherzigkeit. Er ist von Natur aus hochintelligent und lehnt Phantome ab. Er steht zu seinen Überzeugungen, gibt niemals nach und desillusioniert alle, die sich hinter dem Glauben oder falscher Güte verschanzen. Deshalb nennt man ihn unmoralisch, und in der Tat hat er nichts mit jenen gemein, die Gesetzen oder Regeln der Moral folgen.

Unter dem quälenden Zeitdruck von Uhr und Kalender versucht er, zu tun und zu lassen, was ihm im Leben wichtig erscheint: arbeiten und schaffen. Er erkennt alle anderen Kunstrichtungen an und wertet sie niemals ab, doch verteidigt er die seine, weil er weiß, daß sie in Rhythmus und Proportionen der reellen Welt entspricht. Bei ihm steht Vergnügen für Vergnügen, Mühsal für Mühsal. Da er begabter ist als die anderen, beweist er das wesentlich größere Einfühlungsvermögen, wenn er lediglich um Verständnis bittet.

Oft erreicht er nicht einmal das, aber dies ist kein Grund für ihn, sich zu unterwerfen oder aufzugeben. Viele der Konflikte, die seine herausragende Persönlichkeit im täglichen Leben verursacht, rühren von jenem natürlichen Verlust der Orientierung her, den seine revolutionären Vorstellungen bei jenen, die sich bereits in eine strenge Norm gefügt haben, verursachen. Die Probleme – man könnte sie als häusliche Probleme bezeichnen –, die wir Frauen verschiedentlich mit Diego gehabt haben, beruhen auf demselben Sachverhalt. Diego hat ein tiefgehendes Klassenbewußtsein und weiß genau um die Rolle, die den verschiedenen Gesellschaftsschichten in der Welt zukommt. Von uns Frauen, die wir mit ihm lebten, wollten einige Verbündete in der Sache sein, für die er arbeitet und kämpft, andere nicht. Daher rührt eine Reihe von Konflikten, in die er verwickelt, für die er jedoch nicht verantwortlich ist, denn sein Standpunkt ist klar und deutlich. Seine Vorstellung von einem Miteinander ohne Vorurteile – ob aufgrund von Veranlagung, Erziehung oder Wandel – trägt nicht die Schuld am Unvermögen der anderen und den daraus resultierenden Folgen für das Zusammenleben. Er arbeitet daran, daß alle Kräfte voll ausgeschöpft werden und harmonischer zusammenspielen.

Wie soll man mit moralischen Waffen für oder gegen ein wirklichkeitsnäheres, wahrhaftigeres Leben kämpfen – d.h. mit Waffen, die den Normen einzelner Personen oder Personenkreise entsprechen? Naturgemäß müssen die Waffen unmoralisch sein, sich dem bislang Etablierten und als gut oder schlecht Befundenen widersetzen. Ich bin aus vollster Verantwortung der Ansicht, daß ich nicht gegen Diego sein kann, und wenn ich nicht eine seiner treuesten Verbündeten bin, dann wäre ich es gerne. Aus meiner Haltung in diesem Versuch eines Porträts lassen sich viele Schlüsse ziehen – es hängt davon ab, wer sie zieht. Aber dies ist meine Wahrheit, die einzige, die ich über Diego vorbringen kann. Sie ist aufrichtig, nicht in «Ehrlichkeitseinheiten» meßbar – die es nicht gibt. Sie spricht von meiner eigenen Überzeugung, meiner eigenen Erfahrung.

Diegos ungeheure Zärtlichkeit für die schönen Dinge läßt sich nicht mit Worten beschreiben noch seine Liebe zu denen, die in der derzeitigen Klassengesellschaft keinen Platz haben, oder seine Achtung vor jenen, die von dieser Gesellschaft unterdrückt werden. Er hegt eine besondere Bewunderung für die Indios, denen er durch sein Blut verbunden ist. Er liebt sie aus tiefstem Herzen um ihrer Anmut und Schönheit willen und dafür, daß sie die lebendige Blüte der kulturellen Tradition Amerikas sind. Er liebt Kinder, alle Tiere – ganz besonders mexikanische Nackthunde und kleine Vögel –, Pflanzen und Steine. Er liebt alle Lebewesen, ohne unkritisch oder unparteiisch zu sein. Er ist sehr zärtlich, aber er gibt sich nicht auf. Deshalb und weil er kaum Zeit findet, seine persönlichen Beziehungen zu pflegen, nennt man ihn undankbar. Er ist rücksichtsvoll und aufmerksam, und nichts verletzt ihn mehr als die mangelnde Achtung der anderen und Vertrauensbruch.

Betrügereien und hinterhältige Täuschung – das, was man in Mexiko «eins auswischen» nennt – sind ihm unerträglich. Intelligente

Feinde sind ihm lieber als dumme Verbündete. Er ist eine ziemliche Frohnatur, aber wenn man ihm beim Arbeiten die Zeit stiehlt, wird er ungehalten. Die Arbeit ist sein eigentliches Vergnügen. Er haßt gesellschaftliche Ereignisse und begeistert sich für echte Volksfeste. Manchmal ist er scheu, und genauso wie es ihn fasziniert, mit jedermann zu reden und zu diskutieren, genauso genießt er es manchmal, ganz allein zu sein. Er langweilt sich nie, weil ihn alles interessiert. Er studiert, analysiert und vertieft alle Ausdrucksformen des Lebens. Er ist nicht sentimental, wohl aber zutiefst emotional und leidenschaftlich. Trägheit bringt ihn zur Verzweiflung, weil er selbst eine stete, lebendige, mächtige Strömung ist. Mit seinem außerordentlich guten Geschmack bewundert und schätzt er alles Schöne, sei es nun eine Frau oder ein Gebirgszug. Er verliert nie die Selbstbeherrschung, denn er ist im völligen Gleichgewicht mit all seinen Emotionen, Gefühlen und Handlungen, welche von einer genauen und realistischen materialistischen Dialektik geleitet sind. Wie die Kakteen seines Heimatlandes wächst er mit erstaunlicher Kraft, auf Sand genauso wie im Fels. Er erblüht in feurigstem Rot, klarstem Weiß und sonnigem Gelb. Von Dornen bedeckt, bewahrt er seine Zärtlichkeit im Inneren. Mit seinem kraftvollen Saft überlebt er in einer unbarmherzigen Umwelt. Einsam strahlend wie die Sonne, rächt er sich am Grau der Steine. Seine Wurzeln wachsen über die Beklemmung der Einsamkeit, der Traurigkeit und aller Schwächen hinaus, unter denen sich andere Lebewesen beugen. Mit überraschender Kraft richtet er sich auf, und wie keine andere Pflanze blüht er und trägt Früchte.

1 Frida Kahlo spielt mit der Zweideutigkeit des Wortes *macho*, das sowohl im Sinne von «männlich» als auch von «dumm» verstanden werden kann.

Einladung zu einer Einzelausstellung in der Galerie Lola Alvarez Bravo

1953?

In Freundschaft und Liebe,
die von Herzen kommen,
habe ich die Freude, Dich einzuladen
zu meiner bescheidenen Ausstellung.
Um acht Uhr am Abend
– denn eine Uhr hast du wohl –
erwarte ich Dich in der Galerie
der Lola Alvarez Bravo.
Es ist in der Amberes Nr. 12
mit Türen zur Straße hin,
auf daß Du Dich nicht verläufst,
denn Näheres verrate ich nicht.

Du sollst mir nur Deine
offene, ehrliche Meinung sagen.
Du bist belesen und be-schrieben,
Dein Wissen ist unübertroffen.
Ich malte diese Bilder
mit meinen eigenen Händen.
Meinen Brüdern zum Gefallen
warten sie an den Wänden.
Nun denn, mein lieber Freund,
in aufrechter Freundschaft
dankt Dir von Herzen
«Frida Kahlo de Rivera».

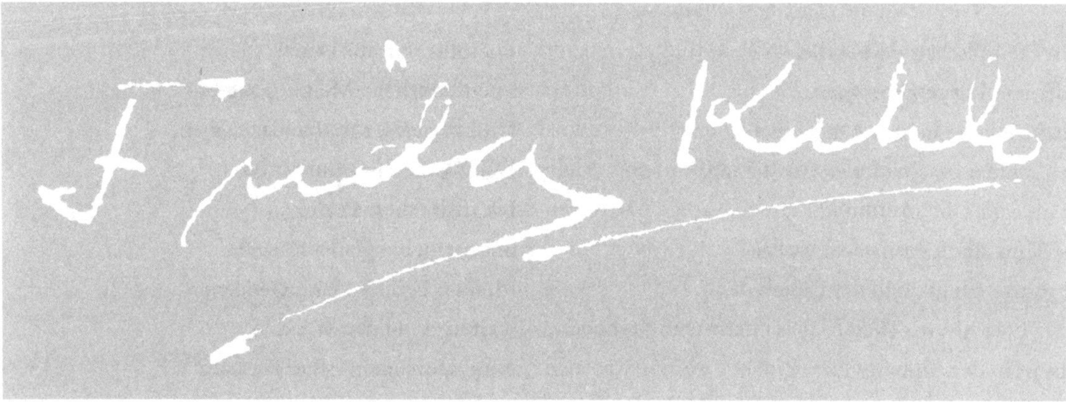
Frida Kahlo

Aus Frida Kahlos Autobiographie

1953

Meine erste Ausstellung fand 1938 in der Galerie Julien Levy in New York statt. Das erste Bild, das ich verkaufte, erstand Jackson Phillip. Der Ingenieur Morillo Safa erwarb die meisten meiner Werke.

Meine Bilder sind sorgfältig gemalt, nicht flüchtig, sondern mit Geduld. Die Botschaft meiner Malerei ist der Schmerz. Ich glaube, daß zumindest einige wenige Menschen daran interessiert sind. Sie ist nicht revolutionär. Wozu mir weiter einbilden, sie sei kämpferisch? Das beherrsche ich nicht.

Die Malerei machte mein Leben vollständig. Ich habe drei Kinder und vieles andere verloren, was mein furchtbares Leben ausgefüllt hätte. All das ersetzte mir die Malerei. Ich glaube, Arbeit ist das Beste.

Gedicht, undatiert

im Speichel.
auf dem Papier –
in der Finsternis.
In allen Linien
in allen Farben
in allen Krügen
in meiner Brust
draußen, drinnen –
im Tintenfaß – in den Schwierigkeiten beim Schreiben
im Staunen meiner Augen – in den letzten
Linien der Sonne (Die Sonne hat keine Linien) in
allem. Zu sagen «in allem» ist töricht und wunderbar.
DIEGO in meinem Urin – DIEGO in meinem Mund – in meinem
Herzen. in meinem Wahnsinn. in meinem Schlaf – auf
dem trocknenden Papier – in der Spitze der Feder –
in den Stiften – in den Landschaften – im
Essen – im Metall – in der Phantasie.
In den Krankheiten – in den Vitrinen –
in seinen Ausreden – in seinen Augen – in seinem Mund.
in seiner Lüge.

Frida Kahlo

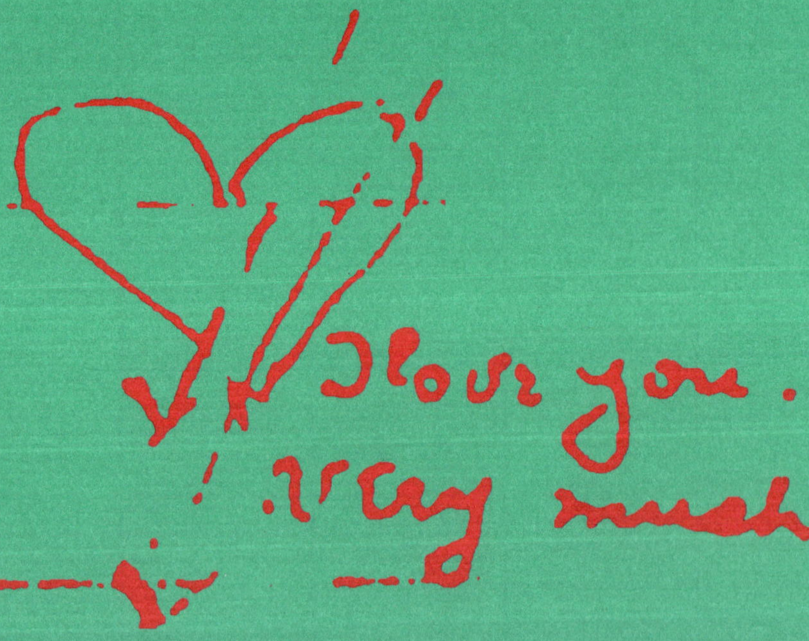
I love you.
very much